首都医科大学附属北京地坛医院

感染相关性皮肤疾病

病例精解

金荣华 ◎ 总主编

伦文辉 吴 焱 ◎ 主 编

科学技术文献出版社
SCIENTIFIC AND TECHNICAL DOCUMENTATION PRESS

·北京·

图书在版编目（CIP）数据

首都医科大学附属北京地坛医院感染相关性皮肤疾病病例精解 / 伦文辉，吴焱主编. —北京：科学技术文献出版社，2024.4
ISBN 978-7-5235-1186-2

Ⅰ.①首… Ⅱ.①伦… ②吴… Ⅲ.①皮肤病—感染—病案 Ⅳ.① R751

中国国家版本馆 CIP 数据核字（2024）第 049563 号

首都医科大学附属北京地坛医院感染相关性皮肤疾病病例精解

策划编辑：蔡 霞　责任编辑：彭 玉　责任校对：张永霞　责任出版：张志平

出 版 者	科学技术文献出版社	
地　　址	北京市复兴路15号　邮编 100038	
编 务 部	(010) 58882938，58882087（传真）	
发 行 部	(010) 58882868，58882870（传真）	
邮 购 部	(010) 58882873	
官方网址	www.stdp.com.cn	
发 行 者	科学技术文献出版社发行　全国各地新华书店经销	
印 刷 者	北京虎彩文化传播有限公司	
版　　次	2024 年 4 月第 1 版　2024 年 4 月第 1 次印刷	
开　　本	787×1092　1/16	
字　　数	162千	
印　　张	14.75	
书　　号	ISBN 978-7-5235-1186-2	
定　　价	128.00元	

版权所有　违法必究
购买本社图书，凡字迹不清、缺页、倒页、脱页者，本社发行部负责调换

首都医科大学附属北京地坛医院病例精解

编委会

总 主 编　金荣华

副 主 编　陈效友　杨志云　李　鑫　蒲　琳

学术顾问　范小玲　郭利民　李兴旺　刘　庄　孙静媛

　　　　　　王融冰　赵玉千

编　　委　（按姓氏笔画排序）

　　　　　　王　宇　王　鹏　王宪波　王彩英　牛少宁

　　　　　　毛菲菲　冯恩山　邢卉春　伦文辉　向　攀

　　　　　　刘庆军　刘景院　关春爽　江宇泳　孙挥宇

　　　　　　纪世琪　李　丽　李　坪　李常青　李新刚

　　　　　　杨学平　吴　焱　吴其明　宋毓青　张　伟

　　　　　　张　瑶　陈志海　陈京龙　周新刚　庞　琳

　　　　　　赵红心　赵昌松　郜桂菊　段雪飞　黄宇明

　　　　　　蒋　力　程　灏　谢　尧　谢　雯　谢汝明

首都医科大学附属北京地坛医院
感染相关性皮肤疾病
病例精解

编委会

主　编　伦文辉　吴　焱

编　委　（按姓氏笔画排序）

王　雪　王　鑫　刘　静　闫会文　吴冬玲

张　盼　庞艳华　赵天威　赵兴云　袁　娜

袁柳凤　魏　瑾　魏春波

秘　书　赵天威

主编简介

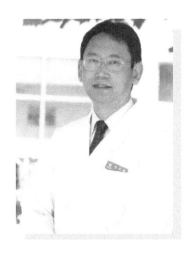

伦文辉

　　医学博士，主任医师、教授、博士研究生导师，现任首都医科大学附属北京地坛医院皮肤性病科主任。目前担任中国医师协会皮肤科医师分会委员，中华预防医学会生殖健康分会委员，中华医学会皮肤性病学分会性病与感染性皮肤病学组委员，中华医学会热带病与寄生虫学分会皮肤病学与性病学组副组长，中华医学会热带病与寄生虫学分会艾滋病学组委员，中国医疗保健国际交流促进会皮肤医学分会委员，中国中药协会皮肤病药物研究专业委员会常务委员，中国性病艾滋病防治协会学术委员会委员，中国性学会理事。兼任《中国艾滋病性病》杂志常务编委，《实用皮肤病学杂志》编委。

主编简介

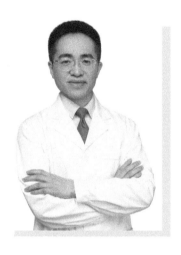

吴焱

　　医学博士，首都医科大学附属北京地坛医院皮肤性病科主任医师，首都医科大学附属北京地坛医院医学美容科主任医师，北京大学医学部副教授、研究生导师，首都医科大学副教授、研究生导师。任中华医学会皮肤性病学分会性病学组委员，中国医药教育协会常务理事，中国医药教育协会皮肤病专业委员会常务委员。

序 言

　　疾病诊疗过程，如同胚胎发育过程，在临床实践的动态变化中孕育、萌发、生长和长成。这一过程需要逻辑思维和临床推理，充满了趣味和挑战。临床医生必须知道如何依据基础病理生理学知识来优先选择检查项目并评估获得的信息，向患者提供安全、可靠和有效的诊疗。

　　患者诊疗问题的解决，一方面，离不开医生与患者面对面的沟通交流；另一方面，在以上基础上进行临床推理（涉及可清晰描述的、可识别的和可重复的若干项启发性策略），这一过程包括最初设想的形成、一种或多种假设的产生、问诊策略的进一步扩展或优化，以及适当临床技能的应用，最终找到病症所在。

　　以案为思，以案促诊。"首都医科大学附属北京地坛医院病例精解"丛书中的每个病例都按照病历摘要、病例分析和病例点评进行编写。读者从中可以了解到在获得病史、体格检查信息后，辅助检查项目和诊断措施在每个病例完整资料库的构建中各自所起的作用和相对的价值。弄清主诉的细节，决定哪些部位和功能需要检查，评估所得到的信息，并决定还需要做些什么。书中也有部分疑难病例给出了大量的病症确诊技术应用实例，而这些技术正是临床医生应该带入临床思维活动中并学会选择的。病例分析和病例点评呈现的是临床医生的逻辑思维与积累的临床经验的融合及应用，也包括新技术的应用和对疾病的新认知，鼓励读者在阅读每个案例后提出自己的逻辑推理，然后与编者的逻辑相比较，以便提升自己的诊疗技能，尽可能避免使用不必要的诊断措施。

"地坛人"与传染病和感染性疾病的斗争历经 76 载风雨，医院由单一的传染病科发展成为集防、治、保、康为一体的大型综合医院，以治疗与感染和传染相关的急、慢性疾病为鲜明特点，在临床诊疗中积累了丰富的病例资源。本丛书各分册编委会结合感染性疾病和本学科疾病谱特点，力争展现在诊疗中如何获得并处理患者信息，正确使用临床诊断技巧，得出合理、可信的诊断结论，制订诊疗计划，关注患者结局，提升患者就医体验和减轻患者疾病负担。以丛书形式出版旨在体现临床学科特点，与广大同人分享宝贵经验，拓展临床思维，提升诊疗水平，惠及更多的患者。

　　本丛书的编写凝聚了首都医科大学附属北京地坛医院专家们的智慧，得到了密切合作的兄弟医院专家们的大力支持与帮助，在此表示衷心的感谢。由于近年来工程科学与计算和信息科学进一步结合，推动了生命科学和生物技术的发展，新技术、新材料、新方法不断涌现，加之临床思维又是一个不断精进的过程，而我们也受知识所限，书中若有不足之处，诚望同人批评指正。

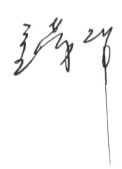

2023 年 12 月于北京

前 言

近些年来，皮肤病学科快速发展，尤其在炎症性皮肤病领域，已经进入了生物制剂和小分子药物的时代，过去一些慢性皮肤病，如银屑病、特应性皮炎等疾病的治疗取得了巨大的进步；遗传性皮肤病的产前诊断已经非常成熟，基因疗法将会给单基因遗传皮肤病患者带来福音；皮肤肿瘤的诊治也达到了一个新的治疗水平，尤其是以黑色素瘤治疗为代表的细胞免疫疗法，使部分患者可以完全治愈。皮肤美容领域新技术、新设备快速更迭，使其成为皮肤学科发展的一个重要临床领域。相比之下，感染性皮肤病领域和皮肤性病学的一个重要亚学科——性传播疾病领域的进展相对缓慢，一方面，有很多临床问题有待进一步研究、解决，病原微生物的耐药问题也越来越得到重视；另一方面，新发传染病不断出现，而皮疹是绝大多数传染病的重要临床特征，相关知识需要不断更新。因此，我们编写了这本《首都医科大学附属北京地坛医院感染相关性皮肤疾病病例精解》，其中包括性传播疾病，其本身为传染性疾病，在这里我们姑且认为是传染性疾病的特殊形式，在书名上就不专门体现了。

本书中所有病例都是首都医科大学附属北京地坛医院皮肤性病科在多年的临床诊疗过程中积累的。首都医科大学附属北京地坛医院皮肤性病科是比较年轻的科室，最初以治疗性传播疾病为特色，逐渐发展成为治疗包含皮肤内科、皮肤外科、中医皮肤科、医学美容科疾病，以及性传播疾病在内的综合性皮肤科，是中华医学会皮肤性病学分会梅毒临床研究中心、中华医学会皮肤性病学分会生殖道衣原体感染研究中心、中华医学会皮肤性病学分会光动力治疗研究中心会员单位、全国淋球菌耐药协作网络北京地区合作实验室、中国医药教育协会皮肤病专业委员会损容性皮肤病临床研究中心单位、国家远程医疗与互联网医学中心皮肤影像示范中心，还是国家皮肤与免疫疾病临床医学研究中心分中心建设单位。本书大概包含 5 个方面的病例：常见感染性皮肤病；性传播疾病；常见传染病的皮疹；艾滋病患者的常见皮肤病；混合性皮肤感染等。引起这些疾病的病原体有病毒、细菌、真菌和螺旋体等。按照本丛书的总体要求，收录的绝大多数病例是常见疾病，部分病例为少见疾病，既便于广大基层医护人员学习，又可供广大皮肤性病学界同人交流。由于编写仓促，病例不免挂一漏万，无法求全，还有待今后再版时不断改善。另外，有些病例虽然从诊断上看为同一种疾病，但是由于临床表现各有其特点，所以本书尽数收集，希望能够给读者呈现出一种疾病的不同临床表现形式，使其在遇到不典型皮损时能够有所启发，进而进一步检查，从而得出正确的诊断。

本书是在首都医科大学附属北京地坛医院的统一组织下所编写丛书的皮肤病分册，在编写过程中受到医院的大力支持，编者为首都医科大学附属北京地坛医院皮肤性病科的全体医生同人及在读研究生，从医院组织编写到成稿时间并不长，编写仓促，若有不足之处，希望阅读此书的广大医学同人不吝赐教，批评指正！

目　录

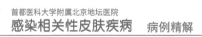

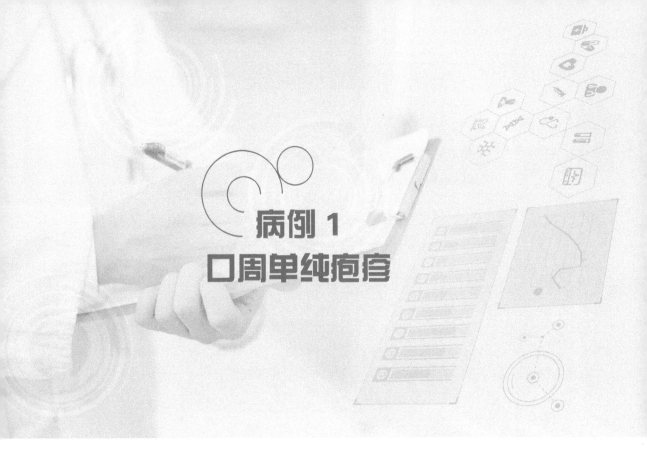

病例 1
口周单纯疱疹

病历摘要

【基本信息】

患者，女性，19 岁。主因"口角周围皮疹 3 天"就诊。

现病史：近 4～5 天患者熬夜劳累，3 天前发现左侧口角周围出现 2 个小水疱，自觉皮疹局部有灼热感，之后水疱逐渐增多，有轻微触痛，为进一步诊治来我院皮肤科门诊就诊。患者发病以来无发热、咽痛、咳嗽等症状，精神饮食如常，睡眠尚可，体重无明显变化。

既往史：既往身体健康，否认慢性、家族性、遗传性疾病史，1 年内曾有过 2 次类似症状史。

个人史：出生后按时接种疫苗，未到过疫区，个人史无特殊。

【体格检查】

系统查体无特殊。

皮肤科查体：左侧口角周围见局部红斑，其上见针尖至小米粒大小簇集性丘疹及水疱（图 1-1）。

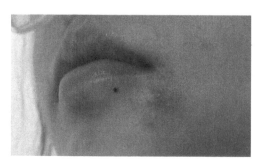

图 1-1　患者左侧口角皮损

【辅助检查】

单纯疱疹病毒（herpes simplex virus，HSV）- Ⅰ -IgG 阳性，HSV-Ⅰ -IgM 阴性，HSV- Ⅱ -IgG 阴性，HSV- Ⅱ -IgM 阴性。

【诊断】

单纯疱疹。

【治疗经过】

盐酸伐昔洛韦胶囊 0.3 g，每日 2 次，餐前口服；喷昔洛韦乳膏，局部外涂，每日 4 次。治疗 1 周。

【随访】

治疗 1 周后患者症状明显缓解，灼热、触痛消退，原有水疱干涸、结痂，未见新生水疱。2 周后随访，症状消失。

病例分析

患者为青年女性，急性病程。发病前几日有劳累熬夜史，皮损临床表现为口角周围局部红斑、针尖至小米粒大小簇集性丘疹及水疱。患者既往 1 年内有过 2 次类似症状。实验室检查示 HSV- Ⅰ -IgG 阳性。予以核苷类抗病毒药物盐酸伐昔洛韦片口服，喷昔洛韦乳膏局部外用，治疗 1 周后，症状缓解。

单纯疱疹是由单纯疱疹病毒感染引起，潜伏期为 2 ～ 12 天，平均 6 天。本病有自限性，但易复发。HSV 是双链 DNA 病毒，依据病毒蛋白抗原性不同，可分为 Ⅰ 型（HSV- Ⅰ）或 Ⅱ 型（HSV- Ⅱ），两者基因组同源性为 47% ～ 50%。HSV 可存在于感染者的疱液、口鼻和生殖器分泌物中。HSV- Ⅰ 初发感染多发生在 5 岁以下幼儿，主要引起生殖器以外的皮肤黏膜及脑部感染；HSV- Ⅱ 初发感染主要发生在青年人或成人，通过密切性接触传播，引起生殖器部位感染。HSV- Ⅰ 或 HSV- Ⅱ 感染后可形成部分交叉保护性免疫，但血液中存在的特异性抗体不能阻止复发。

本病根据簇集性水疱、好发于皮肤黏膜交界处及易复发等特点，一般不难诊断。必要时可做实验室检查，病毒培养鉴定是诊断 HSV 感染的金标准。皮损处刮片做细胞学检查（Tzanck 涂片）可见到多核巨细胞和核内嗜酸性包涵体；用免疫荧光法和聚合酶链反应（polymerase chain reaction，PCR）分别检测疱液中病毒抗原和 HSV-DNA，有助于明确诊断；血清 HSV 抗体检测有辅助诊断价值，HSV-IgM 阳性通常提示患者有近期感染，HSV-IgG 阳性通常提示患者曾感染过 HSV。

在鉴别诊断方面，本病应与带状疱疹、脓疱疮、手足口病等进行鉴别。①带状疱疹：临床表现以沿单侧周围神经分布的簇集性小水疱为特征，常伴有显著的神经痛。本病根据典型临床表现即可做出诊断，疱底刮取物涂片找到多核巨细胞和核内包涵体有助于诊

笔记

断，必要时可用 PCR 检测水痘 – 带状疱疹病毒（varicell-zoster virus，VZV）-DNA 和病毒培养予以确诊。②脓疱疮：是由金黄色葡萄球菌和（或）乙型溶血性链球菌引起的一种急性皮肤化脓性炎症。本病可通过直接接触或自身接种传播，细菌主要侵犯表皮，引起化脓性炎症，好发于幼儿及学龄前儿童，可发生于任何部位，但多见于面部等暴露部位。皮损初起为红色斑点或小丘疹，迅速转变成脓疱，周围有明显红晕，疱壁薄，易破溃、糜烂，脓液干燥后形成蜜黄色厚痂，常因搔抓使脓疱向周围扩散或使相邻脓疱融合。陈旧的痂一般于 6 ～ 10 天后脱落，不留瘢痕。病情严重者可有全身中毒症状伴淋巴结炎，甚至引起败血症或急性肾小球肾炎。实验室检查可有白细胞总数及中性粒细胞增高，脓液中可分离培养出金黄色葡萄球菌或链球菌，必要时可做菌型鉴定和药敏试验。③手足口病：春、夏季节高发，多见于 2 ～ 7 岁的儿童，以 5 岁以下更常见。潜伏期为 3 ～ 7 天。发疹前患儿可出现不同程度的发热、头痛、纳差等前驱症状。1 ～ 3 天后出现皮疹。典型的手足口病皮疹是手、足、口腔黏膜出现 0.2 ～ 0.4 cm 大小的丘疹、丘疱疹，多数为淡红色、红色，疱液少，周围红晕，水疱破溃后可形成灰白色糜烂或浅溃疡。口腔部位疱疹可有明显疼痛，皮疹发生于手足部位时，以掌跖部位出现与皮纹长轴一致的水疱更有诊断意义。此外，皮疹也可以出现于双膝关节、臀部甚至全身。皮损数量可由几个至几十个甚至上百个不等。多数皮疹可在 7 ～ 14 天自然消退，不留瘢痕。根据发生于手、足、口腔等部位的特征性皮损，结合流行病学不难鉴别。

单纯疱疹的治疗原则为缩短病程、防止继发细菌感染和全身播散、减少复发和传播机会。目前认为在系统治疗中核苷类药物是抗HSV 最有效的药物，如口服阿昔洛韦、盐酸伐昔洛韦或泛昔洛韦。

外用药物治疗以收敛、干燥和防止继发细菌感染为主，可选用 1% 喷昔洛韦乳膏、3% 阿昔洛韦软膏或炉甘石洗剂，继发感染时可用莫匹罗星软膏或夫西地酸乳膏。本病的预防主要为避免与传染源（主要为患者）密切接触。

吴焱教授病例点评

单纯疱疹病毒感染是世界范围内流行最广泛的感染之一。部分地区成人中单纯疱疹病毒Ⅰ型 IgG 抗体阳性的概率能高达 80%。本病临床表现典型，诊断并不困难。需要注意的是，虽然单纯疱疹病毒通常好发于皮肤黏膜交界处，但我们也常常看到远离皮肤黏膜交界处的单纯疱疹，尤其多见于儿童。本病治疗相对简单，其实即便不治疗，绝大多数病例也可以在数天内痊愈。积极治疗的意义在于可以缩短病程，使病变部位能尽快恢复正常，避免影响形象。本病预后良好，老百姓最常称呼其为"上火"，需要和其他相关疾病（如痤疮、毛囊炎等）鉴别。

【参考文献】

1. WHITLEY R J, ROIZMAN B. Herpes simplex virus infections.Lancet，2001，357（9267）：1513-1518.

2. 张建中，高兴华 . 皮肤性病学 . 北京：人民卫生出版社，2015：64-66.

3. FATAHZADEH M, SCHWARTZ R A. Human herpes simplex virus infections：epidemiology, pathogenesis, symptomatology, diagnosis, and management. J Am Acad Dermatol, 2007, 57（5）：737-763, quiz 764-766.

（魏瑾　整理）

病例 2
HSV-Ⅱ引起的手臂疱疹

病历摘要

【基本信息】

患者，女性，29岁。主因"左前臂自愈性水疱伴疼痛8个月，复发2天"就诊。

现病史：患者就诊前8个月，左手臂出现红斑基础上簇集水疱，伴明显局部疼痛、灼烧感，无发热、乏力等不适。于当地诊所外用抗生素软膏未见好转，后取疱液行核酸检测示HSV-Ⅱ阳性。患者未接受抗病毒治疗，皮疹及其他症状于3周左右自行消退，皮损部位留有点状瘢痕及色素沉着。就诊前2天于初发疱疹位置旁再次出现相似皮疹，疼痛较前轻。为求进一步治疗前来就诊。患者发病以来精神可，睡眠饮食可，二便正常，体重无显著变化。

既往史：平素健康状况好，就诊前 1 年与男友第 1 次性生活 3 天后外阴疼痛伴低热 3 天，未行治疗，1 周后好转。男友血液 HSV-Ⅱ-IgG 阳性。患者诉皮疹处无外伤史且未接触男友生殖器部位，既往无自身免疫性疾病史，无免疫抑制药服用史，否认冠心病、高血压、糖尿病、肾病病史，否认其他传染病病史，否认食物、药物过敏史，否认手术、外伤及输血史。

个人史：无地方病疫区居住史，无传染病疫区生活史，无冶游史，否认吸烟、饮酒史，未婚。

家族史：否认家族遗传病病史、传染病病史、肿瘤史。

【体格检查】

体温 36.3 ℃，脉搏 70 次 / 分，呼吸 21 次 / 分，血压 116/75 mmHg。心、肺、腹未见异常。周身未触及肿大淋巴结，双下肢不肿，生理反射存在，病理反射未引出。

皮肤科查体：左前臂可见 1 处红斑基础上簇集样水疱，周围散在色素沉着斑及点状瘢痕（图 2-1）。

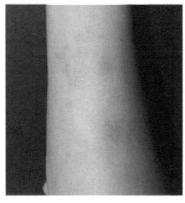

图 2-1　左前臂色素沉着斑及点状瘢痕

【辅助检查】

疱液 HSV-Ⅱ核酸检测：阳性。

血液 HSV-Ⅱ抗体：IgG、IgM 均阳性。

血液 HSV-Ⅰ抗体：IgG 阳性，IgM 阴性。

【诊断】

单纯疱疹。

【治疗经过】

伐昔洛韦，300 mg 口服，每日 2 次，治疗 1 周。阿昔洛韦乳膏，适量外用，每日 4 次，治疗 1 周。

【随访】

患者服药后 3 天，疼痛消失，皮疹逐渐消退。1 周后水疱结痂脱落，皮损部位遗留色素沉着。

病例分析

患者为青年女性，起病急，反复发作。8 个月前左手臂曾出现红斑基础上簇集水疱，伴明显局部疼痛、灼烧感，取疱液行核酸检测示 HSV-Ⅱ阳性，未予抗病毒药治疗，3 周后自愈。此次就诊前 2 天又复发，血液 HSV-Ⅱ抗体 IgG、IgM 均阳性。通过患者临床表现、病程、疱液检查判断，单纯疱疹诊断明确。该患者就诊前 1 年与男友第 1 次性生活 3 天后外阴疼痛并伴低热 3 天，未予治疗，1 周后好转。结合男友血 HSV-Ⅱ抗体为 IgG 阳性的实验室检查，考虑患者可能 1 年前即感染生殖器疱疹。手臂处疱疹考虑 2 种可能：①经血播散，病毒迁移到手臂皮肤并在神经节潜伏；②手臂细小伤口暴露于 HSV-Ⅱ病毒中。

单纯疱疹是由单纯疱疹病毒感染引起。单纯疱疹病毒是双链 DNA 病毒，属于人类疱疹病毒 α 亚科，根据抗原性质不同可分为

Ⅰ型和Ⅱ型。人类是 HSV 的唯一自然宿主，通过疱液、唾液、生殖道分泌液等携带病毒的体液传播。HSV-Ⅰ主要于幼儿时期感染，主要通过接吻等面部接触传播，在全球范围内都有极高的感染率。HSV-Ⅱ主要通过性接触传播，主要于性活跃时期感染，近年来感染率也呈上升趋势。根据传播方式也可以推导出 HSV-Ⅰ引起的疱疹常出现于面部，尤其是口周；而 HSV-Ⅱ引起的疱疹常出现于生殖器周围。当然由于破损的皮肤对 HSV 普遍易感，一些特殊的接触会导致特殊部位的感染，如疱疹性瘭疽（指尖感染）、角斗士疱疹（掌指关节、头皮、躯干感染）。本例患者亦为少见部位感染。

单纯疱疹原发感染的症状常常比较典型：感染后 3～7 天可出现前驱症状，如发热相关症状、淋巴结触痛及局部触痛、疼痛、烧灼感。随后感染部位出现红斑基础上簇集样水疱、脓疱、溃疡。无药物干预的情况下 2～6 周自愈。复发性单纯疱疹症状类似，但一般较轻微。由于人群免疫能力的差异，有些患者可出现无症状感染，而有些免疫缺陷患者却可以出现播散性单纯疱疹等重型表现。

单纯疱疹通过临床表现较易诊断。实验室检查主要有 Tzanck 试验、免疫荧光染色、PCR 法检测等，用于确诊的病原学检测，以及常用于流行病学调查的血清抗体测定。单纯疱疹治疗首选口服核苷酸类药物，如阿昔洛韦、伐昔洛韦、泛昔洛韦等。原发感染疗程为 7～10 天，复发感染一般是 5 天。对于频繁复发者（1 年复发 6 次以上）可减小服药剂量，持续 6～12 个月。对于阿昔洛韦耐药者，静脉滴注膦甲酸钠，疗程为 2～3 周，或直至治愈。外用药物：阿昔洛韦软膏、喷昔洛韦乳膏抗病毒治疗；炉甘石收敛、干燥；莫匹罗星软膏等防止继发感染。

HSV 感染性疾病一般损伤小，病程短，预后较好，但易复发。

目前尚无有效控制 HSV 感染复发的药物，幸运的是随患者感染时间延长，复发频率可逐渐下降。目前关于 HSV 的疫苗研究进展较大。由于减毒活疫苗有致病隐患而灭活疫苗免疫原性弱，目前研究热点为 HSV-DNA 疫苗，其以腺病毒等微生物作为基因载体表达 HSV 的特异性抗原，接种人体以使人体获得免疫能力。该类研究已经在动物实验中得到满意效果。

吴焱教授病例点评

单纯疱疹病毒Ⅱ型感染，通常引起生殖器疱疹。既往文献表明，在口唇单纯疱疹、生殖器疱疹病例中，HSV-Ⅰ和 HSV-Ⅱ感染之间，有 10%～20% 的交叉。但我们需要认识到，不同类型疱疹病毒感染患者的部位也在变化，随着年轻人性生活方式的多样化，临床上口唇周围的 HSV-Ⅱ感染，以及外阴部位的 HIV-Ⅰ感染也越来越多见，甚至可以见到 HSV-Ⅰ引起外阴部位严重感染的病例。另外，一些特殊部位的疱疹病毒感染，包括本病例上肢部位的 HSV-Ⅱ感染，也有逐渐增多的趋势，这也是通过 HSV-Ⅱ病毒核酸检测确认了的，值得临床关注。国外目前正在研究疱疹疫苗，但截至目前，尚未取得令人满意的进展。

【参考文献】

1. 王玮，胡明明，李宁，等 . 人类单纯疱疹病毒检测方法研究进展 . 国际流行病学传染病学杂志，2019，46（1）：82-84.

2. 兰晶，杨阳，齐瑞群，等 . 单纯疱疹病毒的致病特点及人体抗单纯疱疹病毒免疫 . 国际皮肤性病学杂志，2016，42（6）：468-471.

（赵天威　整理）

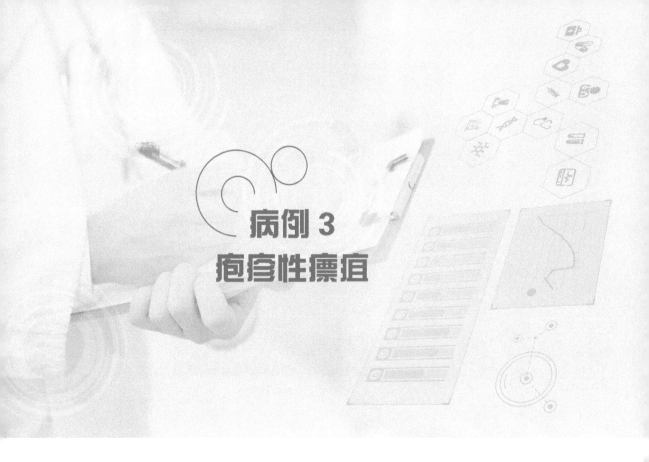

病例 3
疱疹性瘭疽

病历摘要

【基本信息】

患者，女性，36岁。主因"左手中指指尖部反复起水疱2年，伴疼痛及烧灼感再起3天"就诊。

现病史：2年前患者左手中指指尖起水疱伴有疼痛，自行外用红霉素或莫匹罗星软膏（百多邦）等药物后皮疹恢复正常，之后反复发作伴左手中指肿胀不适，自行外涂莫匹罗星等药膏后逐渐缓解。3天前再次反复，伴有疼痛、烧灼感。

既往史：否认心脏病、高血压、糖尿病病史。否认药物过敏史。

【体格检查】

系统查体无特殊。

皮肤科查体：左手中指指腹部肿胀明显，红斑基础上簇集针尖大小、深在性厚壁脓疱，部分融合，有压痛（图3-1）。

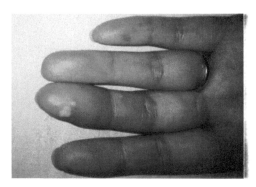

图3-1　左手中指脓疱

【辅助检查】

HSV-Ⅱ-IgG阳性。

疱液检查：单纯疱疹病毒Ⅱ型核酸：3.72×10^5 copies/mL。

【诊断】

疱疹性瘭疽。

【治疗经过】

给予伐昔洛韦0.3 g，每日2次，空腹口服；喷昔洛韦软膏，适量，每日4次，外用。

【随访】

患者症状明显缓解，5天后水疱干瘪结痂。

病例分析

患者，女性，36岁，左手中指指尖起水疱伴有疼痛，反复发作，皮疹表现为红斑基础上深在性水疱、脓疱，抗HSV-Ⅱ-IgG阳性，疱液单纯疱疹病毒Ⅱ型核酸阳性，诊断疱疹性瘭疽明确，是单纯疱疹的一种特殊类型。

单纯疱疹是由 HSV 引起的病毒性皮肤病，可分为原发性和复发性单纯疱疹。HSV 是双链 DNA 病毒，属于人类疱疹病毒 α 亚科，分为 HSV- I 和 HSV- II 两种类型，人类是 HSV 的唯一自然宿主。HSV- I 主要在儿童和成人中引起疱疹性龈口炎，HSV- II 主要在性活跃的成年人和青少年中引起生殖器疱疹。HSV 感染的传播方式有两大类，即直接传播与接触传播，唾液、生殖道分泌液可以传播病毒。HSV- II 常见传播的方式为性伴侣间性接触传播。疱疹性瘭疽又称单纯疱疹性指头炎，可以由 HSV- I 和 HSV- II 引起，多数与自身接种有关，儿童主要由 HSV- I 引起，青少年与成人主要由 HSV- II 引起。疱疹性瘭疽在儿童中发病率相对较高，常有外伤史或吸吮啃咬手指等不良卫生习惯，有的伴有疱疹性龈口炎。青少年与成人的疱疹性瘭疽常有生殖器疱疹，考虑与病毒的自身接种有关。本例患者未诉有生殖器疱疹病史，考虑所患生殖器疱疹临床表现不典型或可能与接触病毒污染物有关。疱疹性瘭疽典型皮损为红肿基础上单个或簇状水疱，初期皮损可为硬性深在性丘疹、水疱并伴有紧张性刺痛、跳痛、痒感，随着病情的发展，清澈的水疱可变浑浊、出血和脓性，复发往往与患者免疫状态有关，复发时倾向于同一部位再发疼痛性水疱。疱疹性瘭疽是自限性疾病，治疗的目的主要是减轻症状和防止复发，主要口服药物有阿昔洛韦、伐昔洛韦、泛昔洛韦等，外用药有喷昔洛韦乳膏、干扰素凝胶等。

本例为 HSV 感染的少见类型，由于其发病部位特殊，有时会被误诊为蜂窝织炎、甲沟炎等皮肤感染，易引起临床误诊、漏诊，诊断困难时可行 Tzanck 涂片和 PCR 检测疱液 HSV-DNA。

吴焱教授病例点评

单纯疱疹病毒引起的皮肤黏膜交界之外其他部位的感染临床上相对少见。临床怀疑此病时，HIV-Ⅰ或HSV-Ⅱ的核酸检测是最可靠的诊断依据。但问题是，HSV-Ⅱ核酸检测在很多医疗机构都是没有常规开展的，而且检测也必须在有临床症状的时刻尽快做，才可能阳性。而HSV-Ⅰ的核酸检测试剂未上市。本病可能表现为深在性厚壁脓疱，与单纯疱疹发生的部位有关，这和传统意义上的薄壁水疱也有明显的不同，这些都给临床确诊带来了很大的挑战。因此临床上可能常被误诊为甲沟炎、蜂窝织炎等皮肤感染。临床医生既要掌握单纯疱疹的常见表现，也要掌握少见、特殊表现。

【参考文献】

1. WORKOWSKI K A, BACHMANN L H, CHAN P A, et al. Sexually transmitted infections treatment guidelines，2021. MMWR Recomm Rep，2021，70（4）：1-187.

2. WU I B, SCHWARTZ R A. Herpetic whitlow Cutis，2007，79（3）：193-196.

3. 郭武，钱革，张嫦娥，等. 儿童疱疹性瘭疽37例临床分析. 中国皮肤性病学杂志，2020，34（10）：1149-1151.

4. LIEBERMAN L, CASTRO D, BHATT A, et al. Case report：palmar herpetic whitlow and forearm lymphangitis in a 10-year-old female. BMC Pediatr，2019，19（1）：450.

5. COLLIER E, PARIKH P, MARTIN-BLAIS R, et al. Herpetic whitlow of the toe presenting with severe viral cellulitis.Pediatr Dermatol，2019，36（3）：406-407.

（魏春波　整理）

病例 4
卡波西水痘样疹

病历摘要

【基本信息】

患者，男性，36岁。因"面部红斑、水疱3天"就诊。

现病史：10天前患者面部接触马鞭草酮迷迭香纯露，3天前面部出现红斑、水疱伴瘙痒，无发热，无恶心、呕吐等。为求进一步诊治，请我科会诊。患者自发病以来精神差、食欲、睡眠略差，二便正常，体重无明显变化。

既往史：1年前诊断艾滋病、隐球菌性脑膜炎。一直服用高效抗逆转录病毒药物（替诺福韦＋拉米夫定＋依非韦伦）及氟康唑治疗至今。否认家族类似病史，否认糖尿病病史，否认药物、食物过敏史。

【体格检查】

体温 38.5 ℃，脉搏 88 次 / 分，呼吸 20 次 / 分，血压 125/80 mmHg。神清，表情痛苦。全身皮肤黏膜及巩膜无明显黄染，颈部可触及数枚肿大淋巴结，颈软，无抵抗。双肺呼吸音清，未闻及干湿啰音。心率 88 次 / 分，律齐，未闻及病理性杂音。腹平软，无压痛及反跳痛，无肌紧张。肝脾肋下未及。移动性浊音阴性，肠鸣音 4 次 / 分。双下肢无水肿。

皮肤科查体：面部境界清楚红斑，红斑基础上多发密集分布小米大小水疱，渗出明显，较多痂皮（图 4-1，图 4-2）。

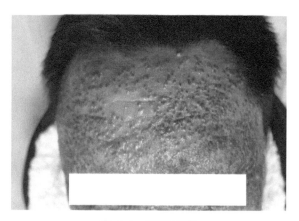

图 4-1 额部皮疹

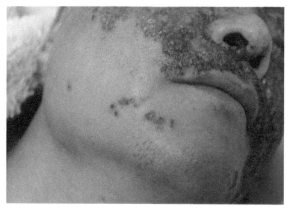

图 4-2 下颌皮疹

【辅助检查】

CD4$^+$T 淋巴细胞计数：179 个 /μL。HIV 病毒载量：低于检测下限。

HSV- Ⅰ -IgG 阳性，HSV- Ⅰ -IgM 阴性，HSV- Ⅱ -IgG 阴性，HSV- Ⅱ -IgM 阴性。

组织病理检查：表皮局灶破溃，排列松散，残存表皮内可见疱状结构形成，棘细胞层松解，多核巨细胞核内可见包涵体，真皮内淋巴细胞浸润。

免疫组化：HSV- Ⅰ（＋），HSV- Ⅱ（－）。

【诊断】

接触性皮炎，卡波西水痘样疹，艾滋病。

【治疗经过】

氯雷他定 10 mg 每日 1 次，口服；西替利嗪 10 mg 每晚 1 次，口服；康复新液湿敷每日 2 次等抗过敏及局部对症治疗。给予伐昔洛韦 0.3 g 每日 2 次，口服，抗单纯疱疹病毒治疗。

【随访】

治疗 3 天后皮疹明显好转，水疱干涸、结痂，部分痂皮脱落，少许糜烂面。治疗 7 天后面部水疱、痂皮全部脱落，遗留暗红斑。

病例分析

卡波西水痘样疹是由 Kaposi 于 1845 年首先描述，也称疱疹性湿疹、种痘性湿疹、柯萨奇湿疹等，好发于婴幼儿，而成人较为少见，是一种在原有皮肤病基础上感染单纯疱疹病毒、牛痘病毒、柯萨奇 A16 病毒等而导致的病毒性皮肤病。其基础皮肤病大多是特应性皮炎、湿疹和脓疱疮等，也可发生于脂溢性皮炎、酒渣鼻、真菌感染性皮肤病、面部痤疮、接触性皮炎、银屑病、天疱疮等。本病的临床特点为在基础疾病部位发生基底红晕的脐凹状水疱及结痂，严重时可为全身性，多伴有不同程度的发热、食欲不振、局部淋巴结肿大等全身症状。

目前关于艾滋病患者发生卡波西水痘样疹的病例报道较少。陈翠珊等报道 1 例 38 岁男性艾滋病患者面部脂溢性皮炎基础上发生卡波西水痘样疹，最终因艾滋病并发症发生呼吸衰竭而死亡。该病例为临床诊断病例，未做皮损组织病理检查及单纯疱疹病毒等相关病原体检测。Rodriguez-Serna 等报道 1 例 36 岁女性艾滋病患者在进行激光美容术后发生卡波西水痘样疹，直接免疫荧光检查证实为 HSV-Ⅰ感染。

本例患者为中年男性艾滋病患者，免疫力较低，在境界清楚的红斑基础上出现密集分布大小一致的小水疱，渗出明显，痂皮较多。临床上如果遇到在原发皮肤病基础上出现基底红晕的脐凹状水疱及结痂，尤其是经常使用糖皮质激素或他克莫司软膏等免疫抑制剂治疗的皮损处，一定要警惕卡波西水痘样疹的可能性。卡波西水痘样疹一般选择伐昔洛韦等药物进行治疗。

吴焱教授病例点评

同样是单纯疱疹病毒感染，有的表现为口唇疱疹，有的表现为生殖器疱疹，有的表现为疱疹样瘭疽，有的表现为卡波西水痘样疹，究其原因，除了接触病毒的部位外，免疫因素也起了很重要的作用。目前报道的卡波西水痘样疹患者多由头面部感染 HSV-Ⅰ 所致，感染 HSV-Ⅱ 少见。头面部感染 HSV-Ⅱ，加上发生于成人，这样的病例就更为少见。本例患者的突出临床特点是 HIV 阳性，而且细胞免疫功能非常低下，CD4$^+$ T 淋巴细胞计数只有 179 个 /μL，HIV 晚期的免疫异常在本病发生发展中应该起到了决定性的作用。

【参考文献】

1. 周可，乔树芳，聂振华 . 成人 Kaposi 水痘样疹 2 例 . 中国中西医结合皮肤性病学杂志，2017，16（3）：251-253.

2. 陈翠珊，王建琴，曾仁山，等 . AIDS 发生 Kaposi 水痘样疹 1 例 . 中国皮肤性病学杂志，2008，22（8）：506.

3. RODRIGUEZ-SERNA M，MERCADER P，PARDO J，et al. Kaposi's varicelliform eruption in an HIV-positive patient after laser resurfacing. J Eur Acad Dermatol Venereol，2004，18（6）：711-712.

4. YUAN L F，ZHAO T W，RAN L W，et al. Kaposi varicelliform eruption with contact dermatitis in a person living with AIDS. Int J STD AIDS，2022：9564624221127072.

（袁柳凤　整理）

病例 5
阴茎生殖器疱疹

病历摘要

【基本信息】

患者，男性，30岁。主因"生殖器反复出现疱疹1年余，复发2天"入院。

现病史：患者于1年前生殖器出现疱疹，伴明显疼痛。于外院诊断为"生殖器疱疹"，接受药物（具体不详）抗病毒治疗后仍有复发。2天前患者于原发部位处再次出现疱疹，表现为阴茎可见一处簇集样水疱，基底红润，部分水疱破溃、轻度糜烂形成浅溃疡。自觉皮疹处有轻度瘙痒、灼痛感。为进一步诊治就诊于我院。患者自发病以来神志清楚，饮食可，大小便正常，体重无明显减轻。

既往史：平素健康状况可，否认高血压、冠心病、糖尿病、肾病病史，否认其他传染病病史，否认食物、药物过敏史，否认手术、外伤及输血史。

个人史：1 年前有高危性行为，无地方病疫区居住史，无传染病疫区生活史。

【体格检查】

体温 36.2 ℃，脉搏 82 次 / 分，呼吸 18 次 / 分，血压 120/76 mmHg。一般状态可，心、肺、腹未见异常，周身未触及肿大淋巴结。双下肢无明显水肿，生理反射存在，病理反射未引出。

皮肤科查体：阴茎可见一处簇集样水疱，基底红润，部分水疱破溃、轻度糜烂形成浅溃疡（图 5-1）。

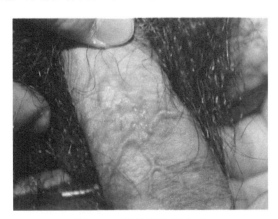

图 5-1 阴茎簇集样水疱

【辅助检查】

单纯疱疹病毒抗体：HSV- Ⅰ -IgG（＋），HSV- Ⅰ -IgM（－）；HSV- Ⅱ -IgG（＋），HSV- Ⅱ -IgM（－）。HIV、梅毒均阴性，其余结果未见异常。

【诊断】

复发性生殖器疱疹。

【治疗经过】

局部药物治疗：局部使用炉甘石洗剂收敛，外用夫西地酸软膏抗感染。

系统药物治疗：伐昔洛韦300 mg，口服，每日2次，连续使用5天。

【随访】

患者服药3天时皮疹处疼痛感基本消失，7天时阴茎水疱全部结痂脱落，红肿消退。

病例分析

患者青年男性，以阴茎红斑基础上出现簇集样水疱为主要表现。起病急，反复发作。复发前常有局部瘙痒、灼痛等前驱症状。自限性病程，皮损可在1周内自行愈合。结合实验室检查结果：单纯疱疹抗体检测：HSV-Ⅰ-IgG（+），HSV-Ⅱ-IgG（+），可诊断为生殖器疱疹。患者此次发病较初次发作症状轻微，未出现明显全身症状，为典型复发性生殖器疱疹。

单纯疱疹病毒是引起口唇和生殖器疱疹最常见的病原体，其通过携带病毒的体液（唾液、生殖道分泌液等）感染黏膜和皮肤后，逆行至人神经节背侧根，开始潜伏。在人体出现应激反应、组织损伤、免疫抑制等情况时，病毒重新活化，侵袭皮肤黏膜，出现复发性单纯疱疹。造成复发的具体刺激通常有饮酒、熬夜、旅行、工作繁忙、情绪激动、月经、日晒伤、手术等。当患者受到疱疹复发的困扰时，应当嘱托其尽量避免以上事件。当患者频繁复发时（通常指1年复发6次以上），除询问上述复发诱因外，还应帮助患者排除肿瘤、免疫缺陷性疾病等诊断。对于频繁复发的患者，可以考虑给予低剂量抗病毒药物维持治疗，一般持续 6 ～ 12 个月。治疗期间可明显减少复发频率，提高患者生活质量，减少疾病传播。复发性单纯疱疹一般病程短、症状轻微、机体损伤小，但常给患者造成巨大的心理压力。由于单纯疱疹病毒感染根治方面尚无明显进展，现在单纯疱疹病毒的疫苗研究成为一大热点。希望早日出现兼具安全性和保护性的疫苗，改变单纯疱疹病毒全球流行的现状。

吴焱教授病例点评

生殖器疱疹大多数症状典型，诊断较为容易，但临床上除了区别是 HSV- Ⅰ 或 HSV- Ⅱ 引起的之外，有时还需要鉴别诊断。其中，发生于外阴部位的带状疱疹是容易混淆的疾病之一，尤其对于发生于接近中线、范围相对较小、疼痛感不甚明显的带状疱疹，更要仔细鉴别。若能做 HSV- Ⅱ 的核酸检测则能更有效确定诊断。若不能做核酸，做水痘 – 带状疱疹病毒的 IgM 抗体也有助于判断。

【参考文献】

1. PATEL R，KENNEDY O J，CLARKE E，et al.2017 European guidelines for the management of genital herpes.Int J STD AIDS，2017，28（14）：1366-1379.

2. WORKOWSKI K A，BACHMANN L H，CHAN P A，et al.Sexually transmitted infections treatment guidelines，2021.MMWR Recomm Rep，2021，70（4）：1-187.

（王雪　赵天威　整理）

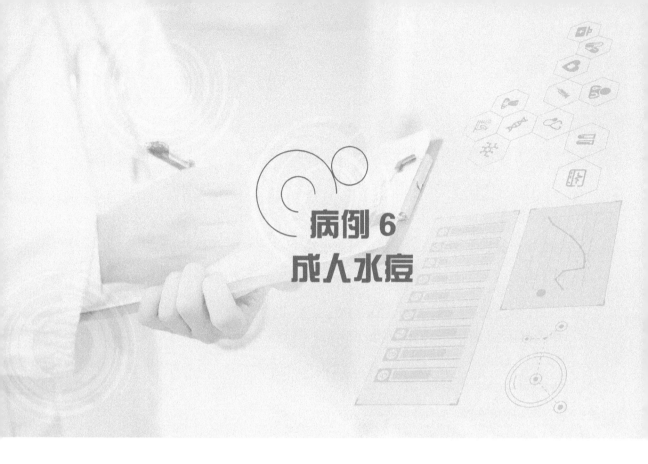

病例 6
成人水痘

病历摘要

【基本信息】

患者，男性，36岁。主因"全身多发皮疹3天，伴发热"入院。

现病史：患者3天前无明显诱因颜面部出现多发性红色丘疹、丘疱疹、水疱，部分水疱破溃糜烂，未见结痂，皮疹逐渐波及全身，自觉瘙痒、灼痛，病程中伴发热，最高可达39 ℃，遂来我院就诊，完善血尿常规、生化全项、血沉、水痘抗体检测等检查。

既往史：有药物过敏史，清咽滴丸过敏，否认家族中遗传性疾病病史。

个人史：吸烟、饮酒史不详。

24

【体格检查】

体温 37.4 ℃，脉搏 80 次 / 分，呼吸 16 次 / 分，血压 124/80 mmHg。一般情况尚可，心、肺、腹未见异常，可触及耳后淋巴结肿大。双下肢无明显水肿，生理反射存在，病理反射未引出。

皮肤科查体：头面颈部、躯干及四肢可见红色丘疹、丘疱疹及小水疱，呈向心性分布，周围绕以红晕，以颜面及躯干部为密集，水疱如绿豆大小，部分中央呈脐样凹陷，疱液浑浊，呈淡黄色，周围绕以红晕，瘙痒明显。结膜及口腔黏膜未见疱疹，未见结痂疹（图 6-1 ～图 6-4）。

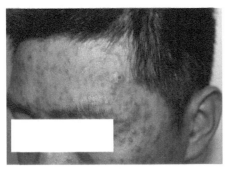

图 6-1　面部皮疹

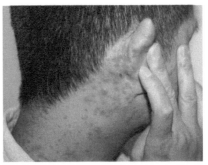

图 6-2　耳后皮疹

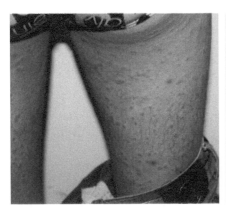

图 6-3　下肢皮疹

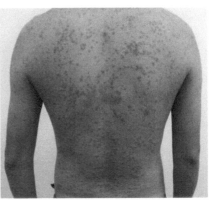

图 6-4　背部皮疹

【辅助检查】

血常规：LY% 43.2%，MO% 2.30%，MCH 31.80 pg。

CRP 23.1 mg/L。K^+ 3.30 mmol/L，P 0.80 mmol/L。CREA 98.0 μmol/L，URCA 422.0 μmol/L。ESR 23.0 mm/h。

水痘抗体 IgM（＋），余未见异常。

【诊断】

水痘。

【治疗经过】

一般治疗：立即隔离至水疱全部结痂，加强皮肤护理，注意休息。

局部药物治疗：局部使用炉甘石洗剂止痒，破溃处用抗生素软膏抗感染。

系统药物治疗：伐昔洛韦胶囊，0.3 g，口服，每日 2 次。

【随访】

出院时情况：患者神志清楚，精神可，无发热。查体：体温 36.3 ℃，血压 125/80 mmHg，呼吸 18 次 / 分，脉搏 70 次 / 分，双肺呼吸音清，未闻及干湿性啰音。心律齐，腹软，无压痛、反跳痛，肠鸣音 4 次 / 分，双下肢无水肿。皮损结痂，部分结痂脱落，遗留瘢痕，瘙痒疼痛减轻，伴有色素沉着。

病例分析

水痘（varicella）是由水痘 – 带状疱疹病毒所致的自限性病毒性皮肤病，常见于幼儿，90% 的感染者为 10 岁以下儿童，成人与儿童的发病率比例约为 25∶1，但近年成人水痘发病率有增高趋势。水痘 – 带状疱疹病毒全球分布广泛，98% 的成人血清学阳性。水痘流行呈季节性，冬春季节常见，多发于气候温暖的城市。水痘的病原体存在于患者的皮疹及呼吸道内，主要由飞沫传播而易传染其他免疫力低下者，也可通过直接接触水疱疱液传播，痊愈后有终身免疫力。典型表现为皮疹陆续分批出现，丘疹、水疱和结痂等不同时期的皮损同时存在是水痘的标志，若不发生合并症则数日内热退。

大多数健康儿童患水痘后表现为轻症，但成人患水痘后症状较严重，病程亦较长。成人水痘与儿童水痘比较，有以下特点：起病较急，前驱期较长，从出现畏寒、发热、头痛、咽痛等不同程度的前驱症状至出现皮损需 1～3 天；临床症状明显，多伴有头痛、咽痛，有的伴有轻度咳嗽、咳痰及明显的恶心、呕吐等消化道症状，皮疹瘙痒症状较严重，这可能与成年人对水痘病毒的反应性较强有关；皮疹数目多，分布广泛，部分皮疹有出血、坏死或脓疱。口腔及外阴黏膜有散在水疱、糜烂；病情较重者有肝功能、肺部 X 线检查异常改变，明显高于儿童水痘患者。成人水痘与儿童水痘在临床表现上有一些不同，若对成人水痘警惕性不高易导致漏诊或误诊。水痘的并发症主要是皮肤、黏膜的继发感染，其次是水痘性肺炎、脑炎、肾小球肾炎等。成人水痘应与脓疱疹、丘疹性荨麻疹、传染性软疣、药物疹鉴别诊断。水痘一般为自限性疾病，对免疫正常的人群主要是抗病毒、对症治疗和预防继发感染。发生水痘性肺炎等并发症时，及时静脉滴注大剂量阿昔洛韦治疗。

本例患者出现发热、全身乏力等前驱症状，以向心性分布的水疱性皮疹顺序出现，实验室检查示水痘抗体 IgM（＋），可诊断为水痘。治疗方面局部给予炉甘石洗剂止痒，抗生素软膏抗感染，同时口服伐昔洛韦抗病毒治疗后病情好转。这提示我们在临床上对待成人水痘要加以重视，应嘱患者注意休息，避免劳累，当出现咳嗽、

笔记

高热、胸痛等严重的全身症状时，应警惕水痘性肺炎的发生，做到早发现、早治疗。若条件允许可在感染病毒后接种水痘减毒活疫苗以有效预防或减轻症状。

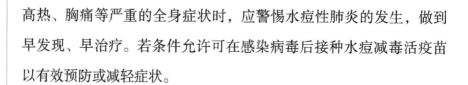

伦文辉教授病例点评

水痘是常见的呼吸道传染病，多在儿童发生，表现为向心性的红斑、丘疹和水疱。成人水痘发病率相对较低，该病例为成人水痘。成人水痘一般发生在没有接种过水痘－带状疱疹病毒疫苗，儿时也未感染过水痘的成年人中。

成人水痘的临床特点是普遍症状比儿童重。儿童水痘除了有发热和皮疹外，一般全身症状比较轻；而成人水痘的全身症状比较重，常在皮疹出现之前有发热、头疼、咽痛、全身不适、肌肉疼痛等比较严重的全身症状，有的还有腹痛和腹泻。一般在全身症状出现后的 2～3 天才开始出现皮疹，皮疹数量可能不多，但比较严重。除了红斑、丘疹、水疱外，还容易出现脓疱等。一般皮疹消退也比儿童时间长。成人一般不容易感染水痘，成人水痘的发病者多数存在一定程度免疫低下的情况（由过度劳累或其他原因引起），因此一旦发病，临床症状也会更重些。

治疗方面主要选择对疱疹病毒有效的药物，如阿昔洛韦、伐昔洛韦和泛昔洛韦等。早期足量治疗可以减轻症状，缩短病程。另外，由于成人水痘症状比较重，合理的对症治疗和支持治疗也是患者早日痊愈的关键。

【参考文献】

1. PARK S M. 50 years ago in The Journal of Pediatrics. The Journal of Pediatrics，2007，150（5）：520.

2. 解莹，刘文芝. 100 例成人水痘病例临床分析. 大连大学学报. 2009，30（6）：95-97.

3. 尚进，孙守勋，张海渤，等. 陆军下士水痘并发左下肺炎 1 例. 皮肤病与性病，2018，40（1）：129-130.

（王雪 闫会文 整理）

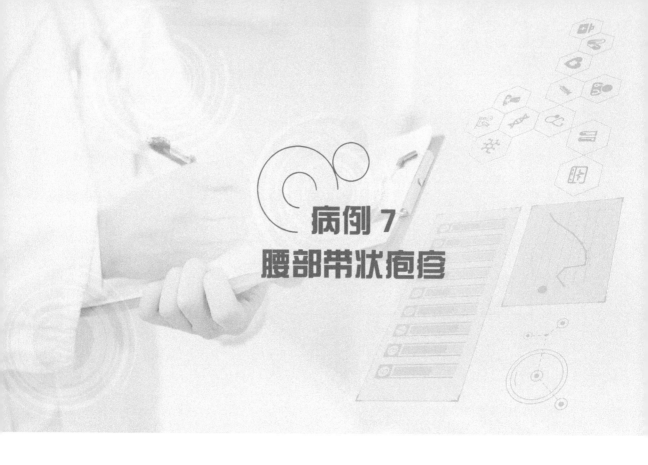

病例 7
腰部带状疱疹

病历摘要

【基本信息】

患者，女性，39岁。主因"右侧腰背部皮疹伴针刺样痛5天"就诊。

现病史：1周前患者熬夜疲劳，5天前自觉右侧腰背部偶有针刺样跳痛，随后发现左侧腰背部少许红斑，红斑范围逐渐扩大，红斑上出现小水疱，之后水疱逐渐增多，疼痛逐渐加重，为进一步诊治今日来我院皮肤科门诊就诊。患者发病以来无发热、咽痛、咳嗽等症状，精神饮食如常，睡眠欠佳，体重无明显变化。

既往史：既往身体健康，否认慢性、家族性、遗传性疾病史，既往无类似症状史。

个人史：出生后按时接种疫苗，未到过疫区，个人史无特殊。

【体格检查】

系统查体无特殊。

皮肤科查体：右侧腰背部见呈带状分布的红色斑片，约手掌心大小，其上见簇集性丘疹、丘疱疹及水疱，皮神经触痛阳性（图7-1）。

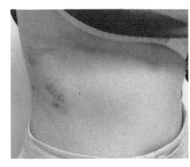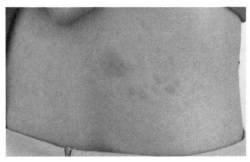

图 7-1　腰部皮疹

【辅助检查】

血常规结果未见明显异常。

【诊断】

带状疱疹。

【治疗经过】

盐酸伐昔洛韦胶囊，0.3 g，每日 2 次，饭前口服；甲钴胺片，0.5 mg，每日 3 次，口服；维生素 B_1 片，10 mg，每日 3 次，口服；加巴喷丁胶囊，第 1 日每次 0.3 g，每日 1 次，第 2 日每次 0.3 g，每日 2 次，第 3 日每次 0.3 g，每日 3 次，口服，之后维持此剂量服用；局部外涂喷昔洛韦乳膏，每日 4 次；局部外涂炉甘石洗剂，每日 2 次。治疗 10 天后原有皮疹颜色变暗淡，大部分水疱干涸、结痂，未出现新皮疹，局部针刺样痛明显减轻，停用盐酸伐昔洛韦、加巴喷丁、喷昔洛韦、炉甘石洗剂；3周后疼痛基本消失，停用甲钴胺片及维生素 B_1 片。

【随访】

1个月后随访患者，原有皮疹基本消退，局部色素沉着，疼痛消失，无新生皮疹。

病例分析

患者为中年女性，急性病程。发病前1周有疲劳熬夜史，皮损临床表现为右侧腰背部见呈带状分布的片状红斑，约手掌大小，其上见簇集性丘疹、丘疱疹及水疱，有皮神经触痛。实验室检查示血常规结果未见明显异常。治疗上给予核苷类抗病毒药物盐酸伐昔洛韦片口服，喷昔洛韦乳膏局部外用，维生素 B_{12} 衍生物甲钴胺片口服、维生素 B_1 片口服营养神经，加巴喷丁胶囊抑制神经传导，炉甘石洗剂收敛对症治疗。应用10天后病情得到有效控制，原有皮疹颜色变暗淡，大部分水疱干涸、结痂，未出现新皮疹，局部针刺样痛明显减轻，停用盐酸伐昔洛韦、加巴喷丁、喷昔洛韦；3周后疼痛基本消失，停药；1个月后随访，患者痊愈。

带状疱疹（herpes zoster）由潜伏在神经节中的水痘－带状疱疹病毒（VZV）再激活引起，表现为以颅神经或脊神经感觉神经支分布的单侧区域出现簇集性水疱，常伴显著的神经痛。

潜伏在神经节中的 VZV 再激活是本病发病的基础。潜伏的病毒被激活，沿感觉神经轴索下行，到达该神经所支配区域的皮肤内复制，产生水疱，同时周围和中枢神经受累后形成痛觉敏化，产生神经病理性疼痛。

　　造成 VZV 再激活的机制并不十分清楚。一方面，在某种诱因（如创伤、疲劳、恶性肿瘤、病后虚弱、使用免疫抑制剂等）下导致机体抵抗力下降，特别是特异性细胞免疫抑制，是病毒再激活的主要原因；另一方面，发生水痘后，机体可建立有效的特异性细胞免疫，但随着年龄增长，这种免疫水平逐渐降低，临床上表现为患病率随年龄增长而增加。本病愈后可获得较持久的细胞免疫，一般不复发，复发者常见于存在影响机体细胞免疫功能的因素或疾病，如患血液系统肿瘤、接受激素及细胞毒药物治疗者、HIV 感染者等，其发生带状疱疹或带状疱疹复发的风险均显著增加，且病情严重。

　　带状疱疹好发于成人。典型的临床表现包括发疹前可有疲劳、乏力、低热等全身症状，患处皮肤自觉灼痛，触之有明显的痛觉异常，持续 1～5 天，亦可无前驱症状即发疹。好发部位依次为肋间神经、颅神经、腰部神经和骶部神经支配区域。患处最初表现为感觉神经分布的区域出现片状的水肿性红斑，很快在此基础上出现粟粒至黄豆大小丘疹，簇状分布而不融合，并于数小时后变为水疱，疱壁紧张，疱液澄清，水疱外周绕以红晕，各簇水疱群间皮肤正常；皮损呈带状排列，多发生在身体的一侧，一般不超过正中线。神经痛为本病的重要特征，可在发病前或伴随皮损相继出现，通常皮疹严重者或老年患者疼痛较为剧烈。皮疹持续时间取决于患者的年龄、皮疹的严重程度和潜在的免疫抑制。年轻患者病程一般为 2～3 周，老年患者为 3～4 周或更长时间。水疱干涸、结痂脱落后留有暂时性淡红斑或色素沉着。皮损的严重程度与患者机体抵抗力密切相关。免疫力较强的患者可表现为顿挫型（不出现皮损仅有神经痛）、不全型（仅出现红斑、丘疹而不发生水疱即消退），免疫力较弱的患者可表现为大疱型、出血型、坏疽型和泛发型（同时累及 2 个以上神经

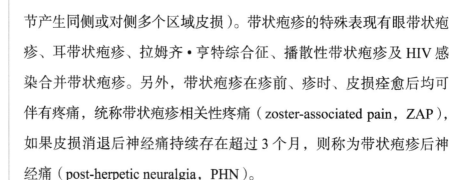

节产生同侧或对侧多个区域皮损）。带状疱疹的特殊表现有眼带状疱疹、耳带状疱疹、拉姆齐·亨特综合征、播散性带状疱疹及 HIV 感染合并带状疱疹。另外，带状疱疹在疹前、疹时、皮损痊愈后均可伴有疼痛，统称带状疱疹相关性疼痛（zoster-associated pain，ZAP），如果皮损消退后神经痛持续存在超过 3 个月，则称为带状疱疹后神经痛（post-herpetic neuralgia，PHN）。

本病根据典型临床表现通常可做出诊断。疱底刮取物涂片找到多核巨细胞和核内包涵体有助于诊断，必要时可进行 PCR 检测 VZV-DNA 和病毒培养予以确诊。组织病理学改变与单纯疱疹较为相似，表现为表皮内水疱，可见气球样细胞和核内嗜酸性包涵体。真皮上部可见血管水肿和毛细血管扩张，血管周围有淋巴细胞和多形核白细胞浸润。对皮损严重、范围广泛、愈合时间较长的患者，注意明确基础疾病或诱因。本病前驱期或无疹型应与肋间神经痛、胸膜炎、心绞痛、偏头痛、坐骨神经痛、阑尾炎、尿路结石、胆囊炎等进行鉴别，发疹后有时需与单纯疱疹、脓疱疮等鉴别。

带状疱疹具有自限性，治疗原则为抗病毒、止痛、抗炎、防治并发症。具体治疗方案如下。

（1）系统药物治疗：①抗病毒药物：早期、足量抗病毒治疗是缩短病程和减轻神经痛的重要措施。通常应在发疹后 72 小时内开始抗病毒治疗。对于免疫功能正常的患者，每次口服伐昔洛韦 1000 mg 或泛昔洛韦 500 mg，每日 3 次，或溴夫定 125 mg，每日 1 次，疗程均为 7 天；对肾功能不全的患者或年龄较大的患者，需要调整泛昔洛韦和伐昔洛韦的剂量；对于肾衰竭的患者，口服阿昔洛韦更安全，每次 600 mg，每日 5 次；对于眼带状疱疹、播散性带状疱疹、拉姆齐·亨特综合征合并免疫抑制的患者，静脉给予阿昔洛韦，剂量为

笔记

10 mg/kg，每日 3 次，疗程为 10 ～ 14 天。②镇静止痛：可酌情选用加巴喷丁、普瑞巴林及非甾体抗炎药等对症止痛。③糖皮质激素：应用有一定的争议，多认为及早合理应用可抑制炎症过程，缩短急性期疼痛的病程，提高生活质量，如无禁忌证可以使用，但对 PHN 无肯定的预防作用。对于病程 7 天以内的皮损严重、疼痛显著的患者，可口服泼尼松 30 ～ 40 mg/d，疼痛控制后剂量递减。④促进神经修复药物：口服甲钴胺或维生素 B_1 等有助于预防 PHN。

（2）局部药物治疗：以干燥、消炎为主。疱液未破时可外用炉甘石洗剂、喷昔洛韦乳膏或阿昔洛韦乳膏；疱液破溃后可酌情用 3% 硼酸溶液或 1 ∶ 5000 呋喃西林溶液湿敷等。如合并眼部损害需请眼科医生协同处理，可外用 3% 阿昔洛韦眼膏、碘苷滴眼液等。

（3）物理治疗：如红外线、半导体激光局部照射，可促进水疱干涸和结痂、消炎及缓解疼痛。

本病的预防原则为祛除诱发因素，如减少或避免免疫抑制剂的使用，治疗原发病（如肿瘤等）、避免劳累等是预防本病的基础。本病经呼吸道传播，需避免与传染源（主要为患病者）密切接触。特殊人群可接种 VZV 减毒活疫苗，通常可取得良好的效果。

吴焱教授病例点评

典型带状疱疹临床诊断并不困难，但有时候带状疱疹呈非典型表现，或者在疾病的早期甚至隐匿性表现时，诊断还是有难度的。临床上常有因为胸前区疼痛至心内科急诊就医的病例发生。作为早期判断的指标，单侧症状是临床医生尤其需要关注的，尤其对皮肤科医生来说，单侧症状的临床意义本来就很重要。大量临床实践表

笔记

明，对于带状疱疹最好在疾病发生 48 小时内开始早期抗病毒治疗，能明显缩短病程，使皮疹尽快恢复，减少瘢痕、色素沉着等问题，对缩短疼痛时间、减轻疼痛程度、减少后遗神经痛的发生都有积极意义。由于带状疱疹疼痛是非常剧烈的，会极大程度地影响患者生活质量，因此预防带状疱疹（尤其是老年人群预防带状疱疹）具有积极的意义。目前已有带状疱疹疫苗引入国内，建议 50 岁以上人群接种。

【参考文献】

1. EHRENSTEIN B. Diagnosis, treatment and prophylaxis of herpes zoster. Z Rheumatol, 2020, 79（10）: 1009-1017.

2. 张建中，高兴华. 皮肤性病学. 北京：人民卫生出版社，2015：68-70.

3. LAL H, CUNNINGHAM A L, GODEAUX O, et al. Efficacy of an adjuvanted herpes zoster subunit vaccine in older adults. N Engl J Med, 2015, 372（22）: 2087-2096.

4. HARBECKE R, COHEN J I, OXMAN M N. Herpes zoster vaccines. J Infect Dis, 2021, 224（122）: S429-S442.

（魏瑾 整理）

病例 8
泛发型带状疱疹

📋 病历摘要

【基本信息】

患者，男性，54岁。主因"胸闷1个月，皮疹12天，HIV抗体阳性9天"入院。

现病史：患者1个月前无明显诱因出现轻度胸闷，轻微咳嗽，咳少量白痰，无发热、头晕、腹痛、腹泻等不适。14天前就诊于外院，CT提示双肺间质性炎症，考虑"肺炎"，给予口服"增效联磺片4片，每日3次"及静脉滴注"卡泊芬净"治疗，症状较前好转。12天前双上肢开始出现红斑，其上可见簇集性水疱，疱间皮肤正常，伴阵发性刺痛，逐渐蔓延至全身，上腹部胀满，无恶心、呕吐。9天前查HIV抗体阳性，确证试验阳性，梅毒快速血浆反应素试验（RPR

笔记

37

test）阳性（具体不详），现为进一步诊治入我院。患者自发病以来，精神欠佳，食欲降低，大便干结，1年来体重降低5 kg左右。

既往史：3年前诊断右侧躯干"带状疱疹"。4个月前诊断"银屑病"。对青霉素过敏。否认外伤史、手术史。

个人史：饮酒史20余年，1～2次/周，每次饮酒（乙醇）量约20 g；吸烟史10余年，3～5支/日。

【体格检查】

体温36.6 ℃，脉搏92次/分，呼吸21次/分，血压120/80 mmHg。神志清楚，慢性病容，全身浅表淋巴结未及肿大，口腔黏膜无异常，颈软无抵抗，双肺呼吸音清，未闻及干湿啰音及胸膜摩擦音。心律齐，各瓣膜听诊区未闻及病理性杂音。腹部平坦，全腹无压痛及反跳痛，腹部未触及包块，肝、脾、胆囊未触及。双下肢无水肿，四肢肌力、肌张力正常。

皮肤科查体：全身泛发红色斑片，其上可见粟粒至黄豆大小的水疱，簇集性分布，部分疱液浑浊，部分干涸、结痂，部分痂皮脱落，遗留潮红的糜烂面，疹间皮肤正常（图8-1）。

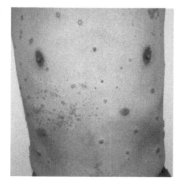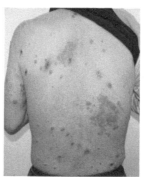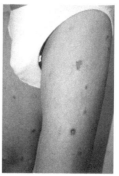

图8-1 躯干前侧、背侧及下肢皮疹

【辅助检查】

血常规：WBC 2.75×10^9/L，NE 1.60×10^9/L，LY 0.69×10^9/L，

MO% 13.50%，RBC 3.89×10^{12}/L，HGB 113.00 g/L，HCT 33.00%。

血生化：Na^+ 125.7 mmol/L，Cl^- 87.5 mmol/L，K^+ 4.26 mmol/L，ALT 38.0 U/L，AST 44.4 U/L，ALB 33.9 g/L，UREA 5.35 mmol/L，CREA 74 μmol/L，TBIL 2.0 μmol/L，DBIL 1.1 μmol/L，GGT 52.1 U/L，ALP 61.9 U/L，CHE 6487 U/L，CRP 1.70 mg/L，PTA 108.00%。

ESR 34.0 mm/h。TPPA 阳性反应，TRUST 阴性反应。疱疹组合 HSV-Ⅰ-IgG 阳性反应。腺苷脱氨酶 16.3 U/L。肿瘤系列 CEA 7.0 ng/mL，CA15-3 35.3 U/mL。特种蛋白 IgG 17.60 g/L。ASO 122 IU/L。HIV-RNA 1 583 720 copies/mL。$CD4^+$T 淋巴细胞 25 个 /μL。

脑脊液压力 160 mmH_2O，脑脊液涂片阴性，墨汁染色阴性，脑脊液抗酸染色阴性。脑脊液常规：白细胞 69 个 /μL，单核细胞百分比 75%。脑脊液生化：蛋白含量 232.7 mg/L，葡萄糖 4.45 mmol/L，氯化物 103.7 mmol/L。

胸部 CT：双肺多发结节伴晕征，真菌感染不除外，双肺下叶可见窄带状贴壁性肺不张。肺泡灌洗液培养：烟曲霉菌。

腹部超声：肝大，肝弥漫性病变，肝内结节，血管瘤。

动态心电图：频发室性期前收缩。

【诊断】

泛发型带状疱疹，艾滋病，梅毒，银屑病，低钠血症，轻度贫血，病毒性脑炎，肺孢子菌肺炎，曲霉菌肺炎，肝血管瘤，肝功能异常，频发室性期前收缩，尿潴留，便秘。

【治疗经过】

一般支持治疗：卧床休息、加强营养；密切监测病情、意识状态、生命体征及肝肾功能等指标变化；纠正水、电解质、酸碱失衡。

病因治疗：以抗病毒、止痛、营养神经等治疗为主，避免继发感染。患者疱疹泛发，病情较重，给予输注丙种球蛋白吞噬炎症因子，调节免疫。

并发症治疗：①抗感染治疗：针对肺孢子菌肺炎，给予口服复方磺胺甲噁唑治疗；针对病毒性脑膜炎，继续抗病毒治疗；针对曲霉菌肺炎，加用伏立康唑抗真菌治疗。②患者频发室性期前收缩，给予美托洛尔 12.5 mg，每日 2 次，口服治疗。③患者一过性尿潴留，给予营养神经治疗，留置导尿管，后患者精神逐渐好转，恢复自主排尿，给予拔除导尿管。④患者肝损伤，考虑可能与药物因素相关，给予水飞蓟宾胶囊保肝治疗。

【随访】

经治疗患者皮疹基本消退，疼痛较前明显缓解，精神食欲好转，临床治愈出院。出院时查体：神志清楚，精神可，皮肤及巩膜无黄染，周身无水肿，双肺呼吸音清，无干湿啰音，心律齐，未闻及病理性杂音，腹软，无压痛及反跳痛，移动性浊音阴性，肠鸣音 2～3 次/分，四肢肌力、肌张力正常，生理反射存在，病理反射未引出。肝肾功能及血红蛋白恢复正常。

病例分析

本例患者全身泛发红斑基础上水疱，伴神经痛，符合泛发型带状疱疹的诊断。

带状疱疹由水痘－带状疱疹病毒引起，有亲神经和皮肤的特性，其经呼吸道黏膜进入血液形成病毒血症，发生水痘或呈隐性感染，之后其可长期潜伏于脊髓后根神经节或颅神经的感觉神经节内，不引起临床症状；当机体受到某种刺激（如创伤、疲劳、恶性肿瘤或病后虚弱等）致机体抵抗力下降时，潜伏的病毒被激活，沿感觉神经轴索下行移行到该神经所支配区域的皮肤内复制、增殖，产生水疱，使受累的神经和皮肤发生炎症，甚至坏死，产生神经痛。

HIV 在繁殖过程中，不断杀伤宿主细胞，使 CD4$^+$T 淋巴细胞数目减少，单核吞噬细胞、B 淋巴细胞、CD8$^+$T 淋巴细胞和 NK 细胞等发生损伤，造成免疫功能缺陷。随着 HIV 感染的进展，90% 的 HIV 感染者 / 艾滋病患者在患病过程中可发生皮肤黏膜疾病，皮损分为感染性皮损、非感染性皮损和皮肤肿瘤。

带状疱疹在 HIV 感染者中可以是首发表现。HIV 相关的感染性皮肤病较一般患者严重，范围更广泛，如带状疱疹在 HIV 感染者中常泛发，表现为泛发型带状疱疹。泛发型带状疱疹属于不典型带状疱疹，主要发生于老人或衰弱的个体中，特别是淋巴网状内皮细胞恶性肿瘤或艾滋病患者，皮损分布区域常不局限于一个皮区，除水疱、大疱外，可有血疱，疼痛剧烈，极易继发细菌感染，还可引起脑炎、肺炎，甚至死亡。

HIV 感染者中带状疱疹的发病率超出正常人 10 倍，特别是 50 岁以下出现泛发型带状疱疹患者，对其应考虑是否有 HIV 感染的危险因素。因为正常人患泛发型带状疱疹的概率较低，也很少出现复发，故对这些泛发型带状疱疹患者应考虑给予适当的咨询并进行检查。

依据国家卫生健康委发布并实施的《艾滋病和艾滋病病毒感染诊断》（WS 293—2019），临床出现原因不明的免疫功能低下，有播散性疱疹病毒感染（泛发型带状疱疹），实验室检查血清 HIV 抗体初筛试验阳性及确证试验阳性，应考虑 HIV 合并泛发型带状疱疹。本病例以全身泛发性水痘样皮疹伴疼痛来我院就诊，为典型的泛发型带状疱疹，出现近 1 年体重减少 5 kg，未超过 10%，无持续发热、

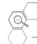
腹泻、体虚无力等 HIV 消耗综合征症状，实验室检查血清 HIV 抗体初筛试验阳性及确证试验阳性，根据患者症状、体征及辅助检查，可确诊 HIV 感染。《中国艾滋病诊疗指南（2021 年版）》推荐使用阿昔洛韦或膦甲酸钠治疗 HIV 合并水痘 – 带状疱疹病毒感染。

吴焱教授病例点评

带状疱疹临床常见，但双侧出现水疱疹少见，泛发型双侧带状疱疹就更为少见，一般见于免疫力明显低下的人群。本例患者 HIV 抗体阳性，$CD4^+$ T 淋巴细胞计数仅为 25 个 /μL，才可能出现这种特殊的表现。本病例的难点在于治疗及预防复发。根据患者典型的皮损，诊断并不困难，但是患者合并 HIV 感染，机体免疫力严重低下，并发症多且严重，应对其病情进行详细的评估，在积极行抗病毒治疗的同时治疗肺炎、脑炎等并发症。由于患者免疫力低下，带状疱疹复发的可能性增大，应密切检测患者免疫状态，加强营养，避免诱发因素（劳累、外伤、放射治疗、使用免疫抑制剂、恶性肿瘤等），防止带状疱疹再次复发。

【参考文献】

1. 刘懿，陆富永，明海霞 . 以泛发性带状疱疹首诊的 HIV 感染者 1 例 . 中国麻风皮肤病杂志，2012，28（3）：221-222.

2. 韩宪伟，王雪峰，李铁男 . 复发性带状疱疹的生存分析及多因素 COX 回归分析 . 重庆医学，2018，47（20）：2753-2755.

3. 中华医学会感染病学分会艾滋病丙型肝炎学组，中国疾病预防控制中心 . 中国艾滋病诊疗指南（2021 年版）. 协和医学杂志，2022，13（2）：203-226.

笔记

（张盼　整理）

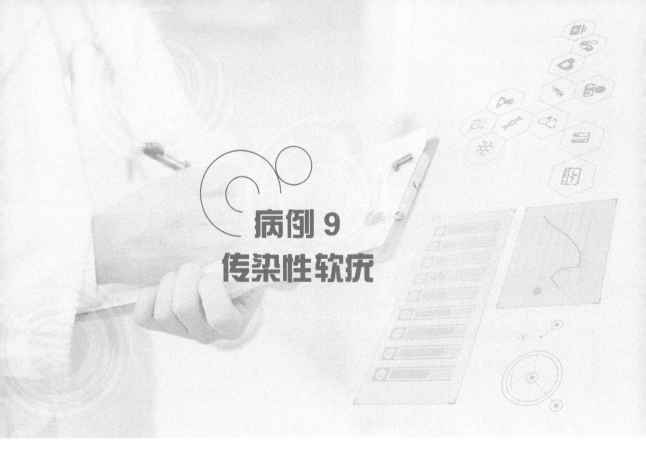

病例 9
传染性软疣

病历摘要

【基本信息】

患者，男性，27岁。主因"间断咳嗽半年，皮疹1个月，HIV抗体阳性1天"入院。

现病史：患者半年前无明显诱因出现间断咳嗽，咳白痰，无发热、头晕、腹痛、腹泻等不适，自行口服抗生素治疗（具体不详），症状反复发作。1个月前患者发现下腹部、大腿根部及肛周多发皮疹，未诊治。1天前查HIV抗体阳性，确证试验阳性，现为进一步诊治入我院。患者自发病以来，精神欠佳，食欲降低，大便干结，体重无明显变化。

既往史：体健。否认药物过敏史。否认外伤史、手术史。

个人史：无烟酒嗜好。

【体格检查】

体温 37 ℃，脉搏 80 次 / 分，呼吸 20 次 / 分，血压 105/70 mmHg。神志清楚，慢性病容，双侧颈前可触及多个肿大淋巴结，约 0.5 cm × 0.5 cm 大小，质软，可移动，口腔黏膜无异常，颈软无抵抗。右肺尖呼吸音粗，可闻及少量湿啰音，未闻及胸膜摩擦音。心律齐，各瓣膜听诊区未闻及病理性杂音。腹部平坦，全腹无压痛及反跳痛，腹部未触及包块，肝、脾、胆囊未触及。双下肢无水肿，四肢肌力、肌张力正常。

皮肤科查体：下腹部、腹股沟、双侧股部及肛周可见多发粉红色至红褐色丘疹、结节，粟粒至黄豆大小，表面有蜡样光泽，中央有脐凹，部分丘疹中可挤出乳白色奶酪样物质（图 9-1 ～图 9-3）。

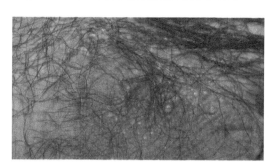

图 9-1　阴阜皮疹

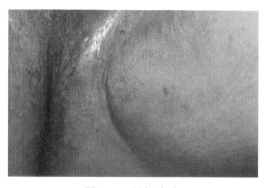

图 9-2　股部皮疹

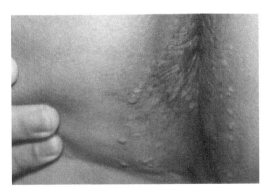

图 9-3　肛周皮疹

【辅助检查】

肝功能：ALT 112.5 U/L，AST 108.8 U/L，ALB 35.8 g/L，DBIL 7.0 μmol/L，TBIL 14.0 μmol/L，CRP 3.6 mg/L，Lpa 2.2 mg/dL。血常规：WBC 3.07×10^9/L，NE% 38.92%，NE 1.19×10^9/L，LY% 45.21%，MO% 12.99%，RBC 3.78×10^{12}/L，HGB 126.4 g/L，PLT 103.6×10^9/L。CD4+ T 淋巴细胞 36 个 /μL，Ratio 0.04。AntiHCV 13.47 S/CO，丙肝病毒定量（HCV-RNA）6.31×10^6 IU/mL，丙型肝炎病毒基因分型检测示 HCV GRT 2a 型。（肺泡灌洗液）CMV-DNA：8.28×10^2 copies/mL。（血）CMV-DNA：$< 5.0 \times 10^2$ copies/mL。腹部超声提示脂肪肝（轻度）、脾稍大。胸部 CT：双肺感染性病变，肺结核，真菌感染？泌尿系统彩超：左肾结石。

【诊断及诊断依据】

诊断：传染性软疣，艾滋病，肺部真菌感染，慢性丙型病毒性肝炎（轻度），肝功能损害，白细胞减少症，低蛋白血症。

诊断依据：根据蜡样光泽的丘疹，中央有脐凹，可挤出乳酪状物质，后经局部治疗后好转，传染性软疣诊断明确。患者入院前查 HIV 抗体阳性，入院后查 CD4+ T 淋巴细胞 36 个 /μL，Ratio 0.04，WBC 3.07×10^9/L，ALB 35.8 g/L，白细胞减少症、低蛋白血症诊断明确。

笔记

依据国家卫生健康委发布并实施的《艾滋病和艾滋病病毒感染诊断》（WS 393—2019），该患者可确诊艾滋病。患者半年来间断咳嗽、咳痰，完善胸部 CT 提示肺部真菌感染，完善生化及病毒感染相关检查提示肝功能损害，丙肝病毒定量（HCV-RNA）6.31×10^6 IU/mL，丙型肝炎病毒基因分型检测示 HCV GRT 2a 型，肺部真菌感染、慢性丙型病毒性肝炎（轻度）、肝功能损害诊断明确。

【治疗经过】

一般支持治疗：卧床休息、加强营养；密切监测病情、意识状态、生命体征及肝肾功能等指标变化；加强营养，纠正低蛋白血症。

传染性软疣治疗：在无菌条件下用齿镊、血管钳将软疣丘疹夹破，挤出其内容物，然后涂以 2% 碘酊，治疗后 3 日内避免洗浴，避免搔抓，应保持局部清洁，以防继发感染。为防止本病扩散，嘱患者在皮疹消退前避免到公共场所游泳、洗浴，不要与他人共用衣物、浴巾等用品，并应注意消毒。

基础疾病治疗：①抗感染治疗：针对艾滋病，启动高效抗逆转录病毒治疗（highly active anti-retroviral therapy，HAART），使用阿巴卡韦、拉米夫定、多替拉韦；针对肺部真菌感染，给予口服伏立康唑抗真菌治疗。②针对慢性丙型病毒性肝炎（轻度），口服索磷布韦/维拉他韦抗 HCV 治疗。③患者肝损伤，给予还原型谷胱甘肽、复方甘草酸苷、水飞蓟宾葡甲胺片、利肝康护肝保肝治疗。④白细胞减少症：给予利可君升白细胞治疗。

【随访】

经治疗患者皮疹基本消退，遗留色素沉着斑，精神食欲好转，临床治愈出院。出院后半年，HIV 病毒载量阴性，周身色素沉着斑减轻，未见新发皮疹。

病例分析

传染性软疣（molluscum contagiosum，MC）是由传染性软疣病毒（molluscum contagiosum varus，MCV）感染而发生的表皮增生性传染性皮肤病。其通过直接接触、间接接触而传染，亦可自体接种，常好发于儿童，成人亦不少见，免疫缺陷患者可全身泛发。皮损可以发生在身体任何部位的表面，甚至口腔和宫颈。青年人群常可见性接触感染，皮损好发于生殖器和肛周。传染性软疣典型皮损为粟粒至绿豆大小半球形表面有蜡样光泽的丘疹，中央微凹如脐窝，从中可挤出白色乳酪样物质，皮疹散在分布或密集成群，但互不融合。

艾滋病患者因免疫缺陷易并发传染性软疣，以皮损泛发、易融合为大斑块、可累及成人颜面部为特征，颜面部播散性传染性软疣，尤其是眼睑传染性软疣对艾滋病的诊断具有重要的提示作用。

常用的治疗方法是用刮匙刮除或用小血管钳夹住疣体拔除，然后外涂 2% 的碘酊或石炭酸，对常规治疗无效、皮损广泛者可外用西多福韦软膏。

在免疫能力较强的年轻人和儿童中，MC 具有自限性，皮损一般会在 6～12 个月内自行消退。然而，在免疫功能低下的患者中，MC 往往是持续性的，皮损很难自行消退。持续感染通常与免疫抑制有关，《2020 年欧洲生殖器传染性软疣管理指南》建议当患者发生泛发性、持续性的 MC 时应及时给予治疗。

伦文辉教授病例点评

传染性软疣是由传染性软疣病毒引起的非常常见的病毒性皮肤

病，其特点是有蜡样光泽的丘疹，中央有一个脐凹，一般多发生于儿童，成年人也可以发生。一般发生在皮肤薄嫩的部位，包括躯干、腋窝、肘窝、腘窝及大腿根部。传染性软疣通过皮肤与皮肤之间的直接接触传播，也可以通过像毛巾这样的生活物品间接传播。在成人，传染性软疣还可以通过性传播，其发生部位常在下腹部、大腿根和外生殖器等处。

这是一个HIV感染者合并传染性软疣的病例。HIV感染者由于免疫缺陷，感染传染性软疣的概率比免疫正常的人要高很多，并且在临床表现上与免疫正常者有所不同，容易引起误诊。如面部、手背，甚至是眼睑这些不容易出现传染性软疣皮疹的地方，在HIV感染者，尤其是艾滋病患者中却非常常见；皮疹容易融合成片，单个皮疹容易长得比较大等。HIV感染者免疫缺陷越严重，发生传染性软疣的概率相对越高。对于传染性软疣的治疗，无论是否有HIV感染，治疗方法都是一样的，治疗后复发率二者区别不大。

【参考文献】

1. EDWARDS S, BOFFA M J, JANIER M, et al. 2020 European guideline on the management of genital molluscum contagiosum. J Eur Acad Dermatol Venereol, 2021, 35（1）: 17-26.

2. 李玉叶. 艾滋病相关皮肤黏膜疾病的诊治. 皮肤病与性病, 2012, 34（4）: 200-203.

3. 王军雄, 陈倩倩, 卢斯汉, 等. HIV感染合并泛发性顽固性传染性软疣1例. 皮肤性病诊疗学杂志, 2022, 29（2）: 161-164.

4. 郑颖娜, 赵铭, 陈静, 等. 艾滋病伴发播散性传染性软疣1例. 中国皮肤性病学杂志, 2014, 28（4）: 389-390.

（张盼 闫会文 整理）

病例 10
泛发性传染性软疣

病历摘要

【基本信息】

患者，男性，38岁。主因"面部、躯干、四肢皮疹3个月"就诊。

现病史：患者3个月前无明显诱因面部开始出现肤色丘疹，散在分布，偶有瘙痒，未特殊处理。皮疹逐渐发展累及躯干和四肢、会阴区，偶痒，无发热，为求进一步诊治，来我科就诊。患者自发病以来精神、食欲、睡眠差，二便正常，体重无明显变化。

既往史：HIV感染病史4年，口服齐多夫定、拉米夫定、依非韦伦治疗。3年前更换为替诺福韦、拉米夫定、依非韦伦。1年前更换为替诺福韦、拉米夫定和克力芝，但依从性差，自行停用。1年前在我院门诊诊断为肺结核，口服异烟肼、利福平、乙胺丁醇、吡嗪酰胺治疗。4个月前因飞蚊症、视力模糊，眼科诊断为"CMV 视网膜炎"。有脑梗死、右侧偏瘫、失语、梅毒病史。否认家族类似病史，否认糖尿病病史，否认药物、食物过敏史。

个人史：有同性性接触史。

【体格检查】

体温 36.8℃，脉搏 80 次／分，呼吸 18 次／分，血压 120/80 mmHg。神清，言语困难。全身皮肤黏膜及巩膜无明显黄染，双肺呼吸音粗，未闻及干湿啰音和胸膜摩擦音。心率 80 次／分，律齐，未闻及病理性杂音。腹平软，无压痛及反跳痛。肝脾肋下未及，移动性浊音阴性。双下肢无水肿，右侧肢体肌力 2～3 级，双侧 Babinski 征阴性。

皮肤科查体：面部为主，躯干、四肢、会阴区见散在分布的肤色至红色光泽近圆形丘疹，直径为 2～3 mm，部分皮疹见脐凹；口腔未见皮疹（图 10-1）。

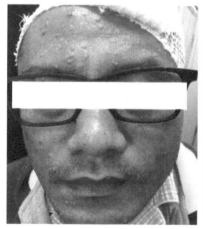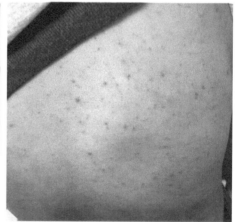

图 10-1　面部、背部皮疹

【辅助检查】

皮损组织病理：细胞质内均可见嗜酸性病毒包涵体，软疣小体形成，呈石榴籽样。

血常规：WBC 3.99×10^9/L，NE% 35.84%，MO% 8.8%，RBC 3.52×10^{12}/L，HGB 100 g/L，PLT 262×10^9/L。

血生化：K^+ 3.47 mmol/L，Na^+ 143.4 mmol/L，Cl^- 104.4 mol/L，ALB 39.9 g/L，UREA 4.25 mmol/L，CREA 73 μmol/L，ALT 20.5 U/L，AST 30.0 U/L，TBIL 7.1 μmol/L，DBIL 2.8 μmol/L，GGT 22.7 U/L，ALP 51.5 U/L，CHE 67 481 U/L。

CRP 3.80 mg/L，真菌 D- 葡聚糖 32.29 pg/mL，新型隐球菌抗原阴性；CMV-DNA $< 5.0 \times 10^2$ copies/mL。梅毒 TRUST 1 ∶ 4。巨细胞病毒抗体检测 IgG+IgM 阴性反应。结核核酸扩增荧光检测（脑脊液）阴性。辅助性 T 细胞亚群：$CD4^+$T 淋巴细胞 62 个 /μL。HIV 病毒载量 43 copies/mL。

【诊断】

艾滋病，泛发性传染性软疣。

【治疗经过】

待患者一般情况好转后，进行物理治疗。

【随访】

患者很快启动规律抗病毒治疗，各个系统的感染情况逐步控制，免疫力逐步上升，皮疹未复发。

病例分析

患者为中青年男性，慢性病程，3 个月前，面部开始出现肤色光泽的近圆形丘疹，皮疹迅速发展累及躯干和四肢、会阴区。既往有 HIV 感染，合并肺结核、CMV 视网膜炎等多发感染。皮肤科查体：面部为主，躯干、四肢、会阴区见散在分布的肤色至红色光泽近圆形丘疹，直径为 2～3 mm，部分皮疹见脐凹。CD4$^+$T 淋巴细胞为 62 个 /μL；病理检查符合传染性软疣，诊断艾滋病、泛发性传染性软疣明确。

传染性软疣是一种由传染性软疣病毒感染引起的传染性疾病，通过直接接触而传染，或可自体接种，多见于儿童及青年。皮损可以发生于身体任何部位（口腔和宫颈，甚至角膜）。年轻人倾向于通过性接触而感染，皮损好发于生殖器和肛周。皮损初起为珍珠色、半球形丘疹，之后逐渐增大；皮损中央可见脐凹，可以是多发，也可以孤立存在。在免疫能力较强的年轻人和儿童中，MC 具有自限性，皮损一般会在 6～12 个月内自行消退。然而，在免疫功能低下的患者中，MC 往往是持续性的，皮损很难自行消退。《2020 年欧洲生殖器传染性软疣管理指南》建议当患者发生泛发性、持续性的 MC 时应及时给予 HIV 检查。HIV 阳性感染者发生 MC 的具体原因尚不清楚，研究显示，HIV 阳性感染者中传染性软疣的发生与 CD4$^+$T 淋巴细胞严重缺损有关。晚期艾滋病患者，尤其是当 CD4$^+$T 淋巴细胞低于 200 个 /μL 时，传染性软疣发病率大大上升，且软疣的数目与 CD4$^+$T 淋巴细胞绝对数成反比。泛发性传染性软疣可以被看作是艾滋病病情严重及预后不良的标志，可以作为晚期艾滋病的推测诊断线索。但有报道显示，接受 HAART 的患者患 MC 的比例比未接受 HAART 的患者增加了 3 倍，可能与 HAART 后患者的免疫重建有关。

本例患者 CD4$^+$T 淋巴细胞计数＜100 个 /μL，已经并发肺结核等多发感染，此次出现脐凹性丘疹应该与马尔尼菲篮状菌病、组织胞浆菌病等进行鉴别。本例患者单从皮疹形态上很难与以上两种真菌性皮肤病进行鉴别，但病理表现典型，从而明确诊断。

吴焱教授病例点评

　　传染性软疣是一种临床常见的感染性皮肤病，主要由直接接触传染性软疣病毒感染引起，如果搔抓摩擦也可自体接种，因此皮损可以发生在身体任何部位。性活跃人群可以通过性接触而感染，也是一种广义的性传播疾病。大多数患者表现典型，临床诊断容易，但有些患者疣体分布过于密集，或疣体较大，或位于特殊部位，常被误诊。细胞免疫功能低下者更易患此病，尤其是艾滋病晚期，严重的传染性软疣表现甚至可以作为诊断艾滋病的线索。对于艾滋病晚期出现的弥漫、泛发的软疣，直接治疗的难度较大，通常是先抗病毒治疗，免疫力提升到一定程度时，软疣常可自然缓解。

【参考文献】

1. EDWARDS S，BOFFA M J，JANIER M，et al. 2020 European guideline on the management of genital molluscum contagiosum. J Eur Acad Dermatol Venereol，2021，35（1）：17-26.

2. 王军雄，陈倩倩，卢斯汉，等 . HIV 感染合并泛发性顽固性传染性软疣 1 例 . 皮肤性病诊疗学杂志，2022，29（2）：161-164.

3. UGARTE S，MEHRMAL S，KNOPF K. Chemotherapy with paclitaxel for recalcitrant molluscum contagiosum in an HIV-infected patient. BMJ Case Rep，2021，14（6）：e240776.

4. AZEVEDO T，CATARINO A，FERREIRA L，et al. Disseminated molluscum contagiosum lesions in an HIV patient. Cleve Clin J Med，2017，84（3）：186-187.

5. ACHDIAT P A，ADRIYANI K M，POSPOS A G，et al. Two cases of giant molluscum contagiosum on the eyelids of HIV patients successfully treated with adjuvant self-applied topical 20% potassium hydroxide solution. HIV AIDS（Auckl），2021，13：993-997.

（刘静　整理）

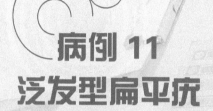

病例 11
泛发型扁平疣

病历摘要

【基本信息】

患者，男性，34岁。主因"面部、躯干、四肢皮疹伴瘙痒1周"就诊。

现病史：患者1周前无明显诱因面部开始出现红色质硬表面光滑的丘疹，部分有融合倾向，自觉瘙痒，未行特殊处理，皮疹迅速发展累及躯干和四肢，以腰部和四肢伸侧的皮肤干燥脱屑处为著。为求进一步诊治，今来我科就诊。患者自发病以来精神、食欲、睡眠可，二便正常，体重无明显变化。

既往史：鱼鳞病、乏脂性湿疹史，否认家族类似病史，否认糖尿病病史，否认药物、食物过敏史。

个人史：无特殊。

【体格检查】

体温 36.8 ℃，脉搏 70 次 / 分，呼吸 18 次 / 分，血压 125/80 mmHg。神清，一般状况可。全身皮肤黏膜及巩膜无明显黄染，双肺呼吸音清，未闻及干湿啰音。心率 70 次 / 分，律齐，未闻及病理性杂音。腹平软，无压痛及反跳痛，无肌紧张。肝脾肋下未及。移动性浊音阴性，肠鸣音 4 次 / 分。双下肢无水肿。

皮肤科查体：面部、躯干和四肢见散在分布的红色扁平光滑丘疹，尤以上肢、下肢伸侧和腰部为著，呈多角形或约 3 mm 大小圆形，部分融合成小斑块。面部部分丘疹为褐色扁平光滑丘疹；四肢伸侧和腰部见皮肤干燥、鳞屑，鳞屑间见白色网状纹，见红斑、皲裂、脱屑；口腔未见皮疹（图 11-1，图 11-2）。

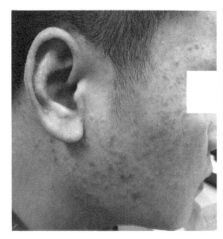
图 11-1　面部丘疹

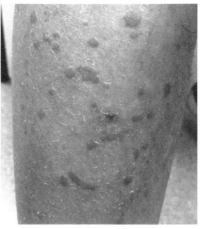
图 11-2　下肢丘疹

【辅助检查】

皮损组织病理：表皮上部见较多挖空样细胞，基底层局灶液化变形。

血常规：WBC 5.33×10^9/L，NE% 62.80%，MO% 4.9%，RBC

4.76×10^{12}/L，HGB 147 g/L，PLT 276×10^{9}/L。

辅助性 T 细胞亚群：$CD3^{+}/CD45^{+}$ 为 69.70%，$CD3^{+}$：1044 个 /μL，$CD3^{+}CD8^{+}/CD45^{+}$ 为 37.21%，$CD3^{+}CD8^{+}$：557 个 /μL，$CD3^{+}CD4^{+}/CD45^{+}$ 为 29.33%，$CD3^{+}CD4^{+}$：439 个 /μL，$CD45^{+}$：1497 个 /μL，Ratio 0.79。

血糖为 7.88 mmol/L，特种蛋白 IgG、IgA、IgM、C_3、C_4、CER、RF、ASO 均正常。

【诊断】

泛发型扁平疣，乏脂性湿疹，鱼鳞病。

【治疗经过】

初次诊断后给予重组人干扰素 α-2b 凝胶，适量外用，每日 4 次，治疗 3 天，无好转；再次就诊，取皮肤组织活检，送病理检查，继续给予重组人干扰素 α-2b 凝胶，1 周后皮疹逐步变平，约 1 个月后皮疹基本全部消退。

【随访】

未复发。

病例分析

患者中青年男性，急性病程。1 周前，面部开始出现红色质硬、表面光滑的丘疹，自觉瘙痒，皮疹迅速发展累及躯干和四肢，以腰部和四肢伸侧的皮肤干燥脱屑处为著。既往有鱼鳞病、乏脂性湿疹病史。皮肤科查体：面部、躯干和四肢见散在分布的红色扁平光滑丘疹，尤以上肢、下肢伸侧和腰部为著，呈多角形或约 3 mm 大小圆形，部分融合成小斑块。面部部分丘疹为褐色扁平光滑丘疹；四肢伸侧和腰部见皮肤干燥、鳞屑，鳞屑间见白色网状纹，见红斑、皲裂、脱屑。皮肤活检组织病理符合扁平疣。辅助性 T 细胞检查发现细胞免疫功能低下。泛发型扁平疣、乏脂性湿疹、鱼鳞病诊断明确。

扁平疣是由人乳头状病毒（human papillomavirus，HPV）感染而导致的一种病毒性皮肤病，表现为面部、手部、躯干等部位的肤色或者淡红色扁平丘疹，多见于青少年，病理表现为表皮上部细胞的空泡化、伴有明显的角化过度和棘层肥厚。其发病与细胞免疫功能低下关系密切。临床治疗方法包括激光、咪喹莫特软膏、冷冻等，以破坏疣体、调节局部皮肤增长、刺激局部或全身免疫反应为主要治疗手段。但是泛发型扁平疣较为少见，因皮疹泛发很难应用各种物理治疗，目前仍缺乏安全有效的治疗手段，文献报道口服阿维 A 为主治疗乳头瘤病毒感染性皮肤病效果良好。

本病例急性泛发，需要与泛发型扁平苔藓、播散型环状肉芽肿等进行鉴别，通过皮肤活检组织病理检查可明确诊断。患者原本存在鱼鳞病、乏脂性湿疹，提示皮肤屏障功能受损，且辅助检查中发现细胞免疫功能低下，可能是扁平疣泛发全身的原因。患者原发皮肤病导致不适合阿维 A 的治疗，短时间外用干扰素治疗效果不佳，在取活检后可能导致患者的免疫功能激活，从而皮疹自行消退。

本病例提示我们对于存在皮肤屏障功能不全的患者，要注意预防泛发型扁平疣，若自身存在其他的扁平疣，需要注意避免传染到其他部位；若本身并未患有扁平疣，日常生活中需要注意避免与他人共用毛巾等以防感染 HPV。

吴焱教授病例点评

扁平疣是 HPV 低危型病毒感染所致。作为临床常见皮肤增生性疾病，扁平疣是皮肤科医生绕不过去的疾病。大多数情况下根据典型临床表现可以直接诊断，但若存在疣体及周围皮肤感染，反复摩擦或过度刺激甚至过度治疗，合并其他疾病，以及有其他基础疾病尤其是免疫功能低下时，扁平疣也可能不易诊断，必要时可以活检。虽然扁平疣是 HPV 低危型病毒引起，但目前检测 HPV 的试剂盒是为了以性传播为主要途径的 HPV 病毒设计的，即便现在能做最多型别的 HPV 试剂，也不包括扁平疣常见的病毒亚型，因此扁平疣更多是临床诊断，而非病原学确诊。治疗上，扁平疣有一定自愈性，如果需要治疗，治疗方法很多，激光应该是最经典的方案，尤其是面部、颈部等暴露部位的扁平疣，激光治疗更不易留下瘢痕和色素沉着。扁平疣的治疗也可使用腐蚀性药液或者冷冻等，由于疣体较小，治疗都不易精准，容易导致色素沉着等后遗症。

【参考文献】

1. 窦海忠 . 小剂量阿维 A 治疗多发性扁平疣疗效评价 . 皮肤病与性病，2020，42（5）：728-729.

2. 洪声，姚凤鸣，吴建华 . 异维 A 酸软胶囊联合玉屏风胶囊对外用重组人 α-2b 干扰素乳膏治疗面部扁平疣疗效的影响 . 蚌埠医学院学报，2022，47（7）：887-888，892.

（刘静　整理）

笔记

病例 12
妊娠合并尖锐湿疣

病历摘要

【基本信息】

患者，女性，23岁。主因"发现外阴肿物1年，停经5个月"就诊。

现病史：患者平素月经欠规律，1年前发现外阴肿物，较小，散在，于当地医院就诊，诊断为尖锐湿疣，给予激光及冷冻等治疗，但治疗后复发。6个月前在多家医院行激光及冷冻等治疗，后仍复发，肿物持续长大。患者因停经40余天在外院超声检查提示宫内早孕。近2个月外阴肿物迅速长大，覆盖整个外阴，遮挡肛门周围，患者小便可，大便不适，为进一步诊治收住我院妇产科。

既往史：发现系统性红斑狼疮5年，曾于北京某三甲医院正规治疗，既往曾静脉注射环磷酰胺，近 1 年口服泼尼松 10 mg/d，胸腺肽 2 片 / 日，来氟米特片 2 片 / 日等。否认心脏病、高血压、糖尿病病史。否认药物过敏史。

【体格检查】

体温 36.4 ℃，脉搏 88 次 / 分，呼吸 20 次 / 分，血压 120/80 mmHg。神清，睑结膜苍白，全身皮肤黏膜及巩膜无明显黄染，双肺呼吸音清，未闻及干湿啰音。心率 88 次 / 分，律齐，未闻及病理性杂音。腹软，无压痛及反跳痛，肝脾肋下未及。双下肢无水肿。

皮肤科查体：外阴自阴阜到臀沟可见巨大菜花样肿物，遮挡整个外阴，表面破溃，恶臭。尿道、阴道口及肛门均不可见（图 12-1）。

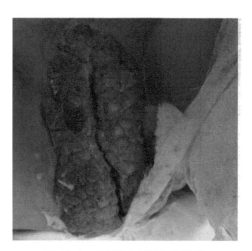

图 12-1　外阴巨大菜花样肿物

【辅助检查】

B 超：宫内孕，单活胎，臀位，超声孕周示 21 周 2 天。

皮损组织病理：上皮呈乳头状增生，可见角化不全和角化不良，并可见挖空细胞，符合尖锐湿疣改变。

HPV 分型：6、52、33 阳性。

肝肾功能、电解质、凝血功能正常，HIV、梅毒、丙肝、乙肝均为阴性。

血常规：WBC 6.02×10^9/L，HGB 70.4 g/L，PLT 374.9×10^9/L。

尿常规：尿潜血 50 cells/L，尿蛋白 25 μg/L，尿白细胞 25 cells/L。

ESR 53 mm/h。T 细胞亚群：$CD4^+$ 437 个 /μL，$CD8^+$ 1569 个 /μL，CD4/CD8 0.28。

ANA：阳性，抗 ds-DNA 抗体阳性。

【诊断】

妊娠合并尖锐湿疣。

【治疗经过】

纠正贫血，先切除外阴肿物，手术深度紧贴皮肤，减少出血。手术电刀切除外阴肿物，术中出血 1000 mL，输血 800 mL。术后干扰素凝胶 4 次 / 日局部外涂，术后第 2 天行羊水穿刺（引产）。术后第 4 天排出死婴，出院后继续局部涂抹干扰素凝胶并给予光动力疗法治疗。

【随访】

外阴少许湿疣复发，继续治疗后疣体消退未再复发，半年后行宫颈 TCT、HPV 检查均阴性。

病例分析

患者青年女性，外阴肿物 1 年，曾在多家医院行激光、冷冻等物理治疗，反复发作，入院后病理提示上皮呈乳头状增生，可见角化不全和角化不良，并可见挖空细胞，结合患者病史、病理特征，明确诊断为尖锐湿疣。患者本身有系统性红斑狼疮病史，细胞免疫受到严重损伤，疣体增长更快，复发率更高，目前服用泼尼松等治疗药物，降低机体免疫力，对尖锐湿疣本身也存在不利影响。患者入院后 CD4⁺T 淋巴细胞为 437 个 /μL，细胞免疫受到明显抑制，且在尖锐湿疣治疗期间怀孕，妊娠合并尖锐湿疣，治疗手段受到一定限制。妊娠是促使尖锐湿疣迅速增大的危险因素，本例患者尖锐湿疣反复发作，迁延不愈，以至于形成巨大尖锐湿疣，且存在贫血，HGB 70.4 g/L，为治疗尖锐湿疣及引产入我院妇产科。患者入院后，给予纠正贫血，为手术创造条件，术中给予输血，电刀切除肿物，及时引产，出院后门诊再次给予光动力疗法治疗，达到了比较理想的临床效果。

尖锐湿疣可导致产道堵塞及产时出血，增加剖宫产率，且病灶可能溃烂、出血，对产妇生活造成不便，对心理产生消极影响，因此孕期发现尖锐湿疣，如果情况允许应及时进行相应处理，清除肉眼可见的疣体，减少疣体数目，以免形成巨大尖锐湿疣影响妊娠和分娩。尖锐湿疣患者多就诊于皮肤性病科，必要时应请妇产科会诊以给予及时专业治疗。另外，巨大尖锐湿疣有可能引起癌变，需要病理排除癌变，早期治疗尖锐湿疣应该可以预防和改善妊娠合并尖锐湿疣的预后。

吴焱教授病例点评

妊娠合并尖锐湿疣的治疗，其实临床一直存在争议。根据我们的观察，妊娠阶段包括延续到产后 1 ～ 2 个月的时间，多数妊娠合并尖锐湿疣的病例有一个由轻到重再逐渐减轻的过程，也就是说，妊娠后期，即便不进行治疗干预，疣体也可能有缩小的趋势，有的即便妊娠后期无明显变化，产后也可能会有部分的自然好转或减轻，甚至有孕妇，如果孕期湿疣不严重，可能产后 1～2 个月来复诊时，疣体已经消失。即便经过治疗，将疣体完全去除，其实 HPV 也还是在的，一样不能解决传染性的问题。如果疣体较大，孕期进行治疗，反而会增加妊娠的风险，包括严重的出血、感染。出血和感染等的治疗用药甚至可能影响胎儿正常发育，因此妊娠合并尖锐湿疣的治疗宜谨慎。本病例合并系统性红斑狼疮（systemic lupus erythematosus，SLE），使用免疫抑制剂，加上有贫血，这些都是可能导致胎儿发育停止的原因。HPV 及疣体本身对胎儿发育应无直接影响。

【参考文献】

1. 陈思远，涂亚庭，冯爱平，等 . 合并系统性红斑狼疮的尖锐湿疣患者细胞免疫功能检测 . 中国皮肤性病学杂志，2004，18（3）：138-139.

2. 张恩俊，丁尚玮，秦海燕 . 年轻女性妊娠合并巨大尖锐湿疣 5 例 . 中国艾滋病性病，2022，28（1）：105-106.

3. 李娟，何克静，尹华春，等 . 妊娠期尖锐湿疣的临床特点及对妊娠结局和新生儿预后的影响 . 中国性科学，2016，25（8）：118-121.

4. 郭丽，袁芳，赵文翠，等 . 妊娠伴外阴巨大尖锐湿疣癌变一例 . 中华妇产科杂志，2010，45（10）：800.

5. RIETHMULLER D，BUISSON A，THONG VANH C，et al. Giant condyloma acuminatum in pregnancy. Gynecol Obstet Fertil Senol，2022，50（2）：201-204.

（魏春波　整理）

病例 13
艾滋病合并肛周巨大尖锐湿疣

病历摘要

【基本信息】

患者，男性，43岁。主因"肛周赘生物2年，周围脓性分泌物1年"就诊。

现病史：患者2年前肛周赘生物，未行特殊治疗。1年前肛周出现脓性及血性分泌物，无明显疼痛，仅在当地中医院用中药清洗，未见明显效果。患者肛周赘生物逐渐增多增大，肛周仍有明显脓性及血性分泌物，压之稍痛。今来我院就诊，初步诊断巨大尖锐湿疣、肛周脓肿。

既往史：同性性行为20余年。1年前体检发现HIV抗体阳性，自诉CD4$^+$ T淋巴细胞70个/μL，口服抗病毒药物3个月。否认血制品使用史。否认高血压、冠心病、糖尿病病史，否认其他传染病病史，否认食物、药物过敏史，否认手术、外伤史。

个人史：生于原籍，无地方病疫区居住史，无传染病疫区生活史，否认吸烟及饮酒史，未婚，无子女。

【体格检查】

体温 37.2 ℃，脉搏 90 次 / 分，呼吸 24 次 / 分，血压 120/70 mmHg。面色晦暗，精神可。口腔黏膜未见溃疡，颈软无抵抗，双肺呼吸音粗，未闻及干湿啰音及胸膜摩擦音。腹部平坦，全腹无压痛及反跳痛，移动性浊音阴性。四肢、关节未见异常，活动无受限，双下肢无水肿，双侧 Babinski 征阴性。

皮肤科查体：肛周散在疣状赘生物，大小不等。肛周左右两侧大如核桃，表面粗糙，部分破溃结血痂，部分表面覆有乳白色分泌物，肛周皮肤呈紫红色肿胀，散在数个溃疡面，其上有脓性分泌物及血性液体渗出。肛内散在数个花生米及黄豆大小不等赘生物，表面肉红色，粗糙，醋酸白试验阳性。包皮龟头未见赘生物（图 13-1）。

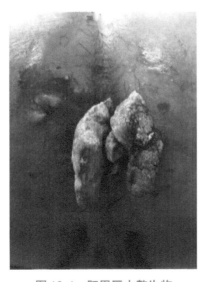

图 13-1　肛周巨大赘生物

【辅助检查】

HIV 病毒载量 65 copies/mL。

疱疹病毒检测阴性，EB 病毒检测阴性，真菌镜检培养阴性。

HPV 核酸检测：龟头 18、31、45、51、59 阳性；肛内 6、11、18、31、45、51、56、59、66 阳性；肛周 6、11、18、31、45、51、56、59 阳性。

皮损组织病理：组织细胞空泡化，诊断尖锐湿疣。

【诊断】

艾滋病合并巨大尖锐湿疣。

【治疗经过】

利多卡因局部麻醉下，手术切除肛周尖锐湿疣，对肛内尖锐湿疣行微波治疗。局部外涂重组人干扰素 α-2b 凝胶及咪喹莫特乳膏预防复发。

【随访】

患者反复发作，多次微波治疗。随访 10 个月后，肛周、肛内赘生物未再复发。

病例分析

肛周巨大尖锐湿疣又称为 Buschke-Löwenstein 瘤，在 1925 年由 Buschke 和 Löwenstein 首先描述。HPV 亚型 6 和 11 与 90% 的 Buschke-Löwenstein 瘤相关。该病是介于"普通"尖锐湿疣和鳞状细胞癌之间的中间实体。尖锐湿疣、Buschke-Löwenstein 瘤和鳞状细胞癌这三种疾病目前被认为是同一系列的不同疾病。肛周巨大尖锐湿疣典型表现为生殖器区域的菜花状团块，有臭味、出血和局部感染。

最近一项回顾性研究分析了 1925—2020 年在 PubMed 和 Embase 发表的每一项研究，在评估了所有已发表的病例后，认为这些病变不具有高死亡率或高恶性率；组织形态学上常无恶性表现，可表现为类似"普通"尖锐湿疣的良性改变。

该病转移潜力有限，但具有比普通尖锐湿疣更高的恶性转化率，并倾向于浸润邻近软组织。其恶性转化与多种风险因素相关，如人类乳头瘤病毒感染、免疫缺陷、卫生不良、多性伴侣和慢性生殖器感染。普通疣体通常先向巨大、局部破坏性尖锐湿疣转变，随后发生恶性转化。

早期根治性切除是治疗该病的有效手段。这种肿瘤具有局部复发和转化为侵袭性癌症的高可能性，因此即使它看起来是良性的，也要保证以干净的手术边缘切除肿瘤。

本例患者确诊艾滋病仅 1 年，CD4$^+$T 淋巴细胞却极低，提示免疫功能低下，为巨大尖锐湿疣的高危人群。肛周尖锐湿疣形成窦道和脓肿，提示已浸润较深。HPV 检测有低危型 6、11 和 45 型，也有高危型 18、31、51、56 和 59 型。组织病理提示尚未出现恶性转化。手术切除后，复发灶经多次微波治疗后，达到临床治愈。对于该类患者，在治疗疣体的同时治疗引起免疫抑制的原发病也很重要，笔者认为抗 HIV 治疗对疣体的清除也帮助巨大。

📋 吴焱教授病例点评

HIV 合并的任何一种疾病，往往都会比这种疾病本身的表现更为严重、更为复杂。HIV 合并尖锐湿疣，尤其是肛周湿疣，常表现为多发、巨大、易出血、复发率高、癌变率高等特点，治疗难度也

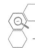
更大。通常，单纯治疗尖锐湿疣本身效果并不太好，特别容易复发。在治疗尖锐湿疣的同时进行 HIV 抗病毒治疗是非常必要的，抗病毒治疗本身并不是目的，是为了通过抗病毒治疗，阻止病毒对免疫细胞的损害，使机体的免疫力逐渐上升，从而增强抑制 HPV 感染的能力。除了全身的总免疫力外，疣体基底局部免疫也很重要，因此辅助治疗可以做局部免疫注射。

【参考文献】

1. NIEVES-CONDOY J F, ACUÑA-PINZÓN C L, CHAVARRÍA-CHAVIRA J L, et al. Giant condyloma acuminata（Buschke-Lowenstein tumor）：review of an unusual disease and difficult to manage. Infect Dis Obstet Gynecol, 2021, 2021：9919446.

2. 朱学骏，王宝玺，孙建方，等 . 皮肤病学 . 北京：北京大学医学出版社，2015.

3. ATES M, AKBULUT S, TUNCER A, et al. Squamous cell carcinoma arising from perianal Buschke-Lowenstein tumor（giant condyloma acuminatum）：comprehensive literature review. J Gastrointest Cancer, 2021, 53（4）：1083-1092.

4. DAVIS K G, BARTON J S, ORANGIO G, et al. Buschke-Lowenstein tumors：a review and proposed classification system. Sex Transm Dis, 2021, 48（12）：e263-e268.

（赵兴云　整理）

病例 14
系统性红斑狼疮合并外阴、肛周巨大尖锐湿疣

病历摘要

【基本信息】

患者，女性，25 岁。主因"外阴、肛周菜花样赘生物逐渐增多 2 年"就诊。

现病史：2 年前患者阴阜出现菜花样赘生物，约 2 cm×2 cm，无瘙痒及疼痛等不适，无异常分泌物，未治疗。1 年半前，患者发现外阴赘生物快速增多，局部伴有褐色分泌物，恶臭，经多家医院多种方法治疗后效果不明显，疣体渐渐增多，无法躺平和正常坐立，遂来我院就诊，以"外阴、肛周巨大尖锐湿疣"收住院。

既往史：平素健康状况较差，"系统性红斑狼疮"病史 11 年。半年前发现狼疮性肾炎和肾性高血压（肌酐 140～165 μmol/L，尿蛋

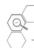

白 1 ～ 1.7 g/24 h，血压最高 180/100 mmHg），目前服用甲泼尼龙
10 mg/d，吗替麦考酚酯早 3 片晚 2 片，羟氯喹 2 片，以及骨化三醇、
非布司他、硝苯地平控释片等药物治疗。否认冠心病、糖尿病病史，
否认其他传染病病史，否认食物、药物过敏史，否认手术、外伤史。

个人史：无地方病疫区居住史，无传染病疫区生活史，无冶游
史，否认吸烟、饮酒史，未婚未育。

【体格检查】

体温 39.6 ℃，脉搏 113 次 / 分，呼吸 25 次 / 分，血压 120/80 mmHg。
全身浅表淋巴结未触及肿大。口腔黏膜未见异常，颈软无抵抗，双肺
呼吸音粗，未闻及干湿性啰音及胸膜摩擦音。全身无压痛及反跳痛，
腹部未触及包块，肝、脾、胆囊未触及，移动性浊音阴性。四肢、关
节未见异常，活动无受限，双下肢无水肿，双侧 Babinski 征阴性。

皮肤科查体：双侧大阴唇外侧、阴阜区、后联合至肛周可见
大的疣体团块，呈鸡冠状、菜花状，条索样分布。外阴受累范围
7 cm×6 cm，肛周受累范围 8 cm×4 cm，肛门完全遮盖（图 14-1）。
下肢皮肤可见网状青色斑片，足趾甲全部呈黄白色，表面凹凸不平，
部分趾甲增厚，甲下可见黄色碎屑堆积。

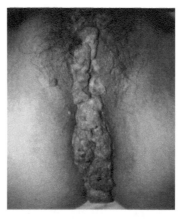

图 14-1　治疗前外阴皮损

【辅助检查】

梅毒抗体阴性；HIV 抗体阴性。

血常规：WBC 4.96×10^9/L，NE% 68.8%，RBC 3.42×10^{12}/L，HGB 92 g/L，HCT 29.90%，MCV 87.40 fL。

肾功能：尿素 10.49 mmol/L，肌酐 137.2 μmol/L，尿酸 590 μmol/L，余正常。

血糖、肝功能、血脂正常，凝血功能正常。

辅助性 T 细胞：$CD4^+$ T 淋巴细胞 240 个 /μL。尿蛋白定量：67.3 mg/dL。免疫球蛋白功能：C_3 0.61 g/L，余正常。

ENA：抗 nRNP/Sm 抗体（++），抗 SS-A 抗体（+），抗 Ro-52 抗体（+），抗着丝点 B 蛋白抗体（+++），抗 ds-DNA 抗体（++），抗核小体抗体（++），抗组蛋白抗体（+），余阴性；ANA：抗核抗体（核均质型）1∶100，抗核抗体（核颗粒型）1∶100，抗核抗体（着丝点型）1∶100。

胸部 X 线片：双肺心膈未见明显异常。

【诊断】

外阴肛周巨大尖锐湿疣，系统性红斑狼疮，狼疮性肾炎，慢性肾功能不全，肾性高血压。

【治疗经过】

治疗上，在局部肿胀麻醉技术下进行巨大尖锐湿疣切除手术。手术步骤如下：配制肿胀麻醉液（生理盐水 +2% 利多卡因溶液 + 肾上腺素），常规消毒、铺巾，沿着疣体蒂部边缘注射肿胀液 100 mL，造成皮下组织水肿，微血管闭锁，细胞组织间隙扩大。剥离疣体，单极电凝常规止血，切除肛周一大块疣体（4 cm×2 cm）和两块小疣体（1 cm×1 cm）及左侧大阴唇一块大疣体（5 cm×3 cm），术中出血

200 mL。术后组织病理活检符合尖锐湿疣之改变。2 个月后，再次入院手术，于蛛网膜下腔麻醉配合局部肿胀麻醉进行手术，肿胀麻醉液局部注射 135 mL，其余疣体团块全部切除。术后安返病房，静脉滴注头孢美唑钠抗感染，伤口每日清创护理，伤口愈合后外用干扰素和咪喹莫特乳膏防复发。之后局灶小疣体多次出现，于门诊微波清除，每月 1 次。门诊治疗 4 个月后未再出现疣体（图 14-2）。

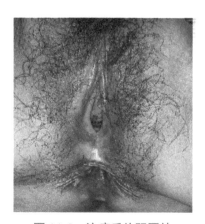

图 14-2　治疗后外阴图片

【随访】

未再复发，临床治愈。

病例分析

　　患者青年女性，慢性病程，主因"外阴肛周菜花样赘生物逐渐增多 2 年"住院治疗，根据病史、体征、临床表现、组织病理及免疫组化检查、实验室及影像学检查，系统性红斑狼疮合并外阴肛周巨大尖锐湿疣诊断明确。该患者合并系统性红斑狼疮，常年服用激素及免疫抑制剂治疗，免疫功能低下，是巨大尖锐湿疣的典型易患人群。免疫抑制患者疣体增长快、复发频繁，需要每次尽可能彻底地清除疣体。

而该患者一般情况较差，普通手术不宜耐受，因此应用肿胀麻醉技术是非常必要的。

肿胀麻醉最早由 Klein 在 1987 年提出，又称"超量灌注麻醉"，即将大量含肾上腺素及利多卡因的溶液灌注到皮下，使皮下组织及其结构产生水肿，进而使细胞组织间隙分离、微小血管受压闭锁，由此达到麻醉、止血及分离组织的多重目的。肿胀麻醉可作为单独的局部麻醉方式，也可以在全身麻醉或区域阻滞麻醉时合并使用。

经过大量的研究和完善，近 10 年来肿胀麻醉在世界范围内得到广泛应用，尤其是用于吸脂手术，目前已成为脂肪抽吸术不可或缺的技术部分。肿胀麻醉在皮肤科也有广泛应用，适用于头发移植；面部手术，如痤疮瘢痕皮下切除术、胎记连续切除；肿瘤手术，如脂肪瘤切除术、Mohs 显微手术；白癜风手术；腋窝多汗症。

肿胀麻醉液基本成分为肾上腺素、利多卡因、生理盐水，还可视情况加入碳酸氢钠、地塞米松等。配方中，肾上腺素可使皮下小血管收缩，减少出血，减慢局部麻醉药的吸收，延长麻醉时效；碳酸氢钠可中和肿胀液的酸性物质，减轻注射时的不适；糖皮质激素可降低组织基础代谢，增加代谢产物利用率，增加皮肤耐受缺血的能力，并能抗炎，调理中性粒细胞功能状态，防止白细胞在组织中过度浸润。一般配制方法：在 1000 mL 生理盐水中加入 2% 利多卡因 20 ～ 50 mL、肾上腺素 1 mg、5% 碳酸氢钠 5 ～ 20 mL。最后利多卡因的浓度是 0.05% ～ 0.1%，肾上腺素液的浓度是 1 ：200 万～ 1 ：100 万。一般认为最大用量可达 4000 mL。

肿胀麻醉的主要优点：①组织损伤轻，失血少，术中一般无须输血；②止痛效果好，麻醉时效长；③术后感觉良好，恢复快；④可由手术医生独立完成，尤其适合在中小型的医疗机构应用。

然而，应用大量的局部麻醉药物仍存在产生毒副作用的潜在危险，应用前应充分评估患者一般情况。

吴焱教授病例点评

临床上见到的大多数多发、巨大、严重的尖锐湿疣，要么是长时间不积极治疗合并感染，要么是合并系统性红斑狼疮等长期使用免疫抑制剂或者合并艾滋病等免疫功能低下的疾病。这些患者由于疣体多或巨大，本身治疗就有难度，术后的感染、出血也是要面临的问题。即便疣体清除干净，短期内复发也是大概率的事件，还需要注意到巨大疣和疣状癌的关系。皮肤科手术切除这种巨大疣体时，肿胀麻醉是非常有效的麻醉方式，不仅能减少麻醉药剂量，止疼效果也不错，还能减少术中出血。

【参考文献】

1. UTTAMANI R R，VENKATARAM A，VENKATARAM J，et al . Tumescent anesthesia for dermatosurgical procedures other than liposuction. J Cutan Aesthet Surg，2020，13（4）：275-282.

（庞艳华　整理）

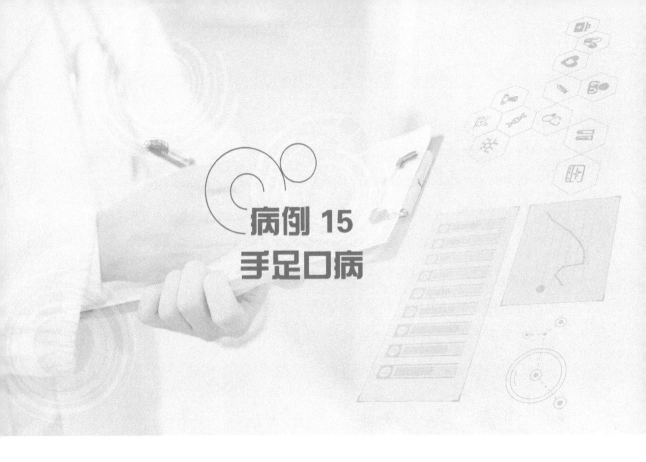

病例 15
手足口病

病历摘要

【基本信息】

患儿，男性，10个月。主因"发热伴皮疹4天"来我院就诊。

现病史：4天前患儿无明显诱因出现发热，体温最高39 ℃，口腔、手足部、臀部、四肢、躯干相继出现红斑、水疱。患儿发病以来精神、饮食尚可，无恶心、呕吐，无咳嗽、咳痰，无腹痛、腹泻，无惊厥、抽搐等。在外院经头孢类抗生素输液治疗2天后无明显好转，为进一步诊治来我院。

既往史：无特殊。

个人史：无手足口病疫苗接种史，余无特殊。

【体格检查】

体温 36.6 ℃，脉搏 125 次 / 分，呼吸 25 次 / 分，血压 103/68 mmHg。发育正常，神清，精神可，颈软无抵抗。心、肺无异常，腹软，肌力正常，肢端暖，生理反射存在，病理反射未引出。

皮肤科查体：口腔上腭可见多发红斑、水疱、糜烂，躯干可见少许散在分布米粒大小红斑，其上有痂皮，四肢、臀部、掌跖部可见多发密集分布米粒至黄豆大小水疱（图 15-1 ～图 15-3）。

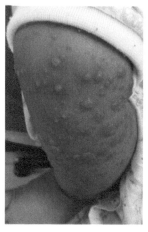 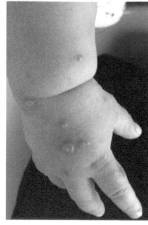 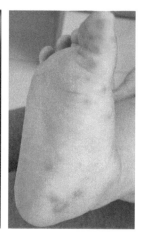

图 15-1　患儿下肢皮损　　图 15-2　患儿上肢皮损　　图 15-3　患儿足底皮损

【辅助检查】

咽拭子通用型肠道病毒核酸阳性，EV-A71 核酸阴性，CV-A16 核酸阴性。

WBC 19.5×10^9/L，HGB 124 g/L，PLT 184×10^9/L，LY 5.9×10^9/L，MO 1.6×10^9/L，

CRP 14 mg/L。

【诊断】

手足口病。

【治疗经过】

给予开喉剑喷雾剂、重组人表皮生长因子喷雾剂缓解口腔症状，促进皮损愈合；给予炉甘石洗剂、夫西地酸乳膏、重楼解毒酊外用控制躯干四肢症状，预防感染。

【随访】

皮疹逐渐消褪，治愈后未复发。

病例分析

本例患儿急性起病，有发热史，手、足、口腔、臀部、四肢等部位多发水疱，咽拭子通用型肠道病毒核酸阳性，手足口病诊断明确。

手足口病是世界范围内广泛流行的传染病，多发生于 2 ～ 10 岁儿童，以发热和手、足、口腔、臀部等部位的斑丘疹或疱疹为主要症状，病程 1 周左右。少数病例可伴发中枢神经系统损害、肺水肿、循环障碍等，还可出现严重的神经后遗症，个别重症患儿病情进展快可导致死亡。在我国，手足口病主要发生于 5 岁以下的儿童，但部分成人在一定情况下也会罹患该病，成人手足口病患者一般临床症状较轻，常呈不典型表现。

我国大陆地区自 1981 年上海市首次报道手足口病以来，很多地区出现过手足口病的局部暴发。手足口病可由 20 多种肠道病毒感染所致，肠道病毒 71 型（EV-71）和柯萨奇病毒 A 组 16 型（CV-A16）等肠道病毒是引起我国手足口病持续流行的主要病因，CV-A6 和 CV-A10 及其他血清型亦可导致手足口病的流行，患儿可重复感染不同型别的肠道病毒。本病主要经过粪 - 口途径传播，亦可通过飞沫经呼吸道传播，疱液、咽部分泌物和粪便中均可分离出病毒。要及时隔离患者，防止本病在人群中传播。患者应隔离在家中，直到体温正常、红斑消退及水疱结痂，一般须隔离 2 周。

手足口病要与多形红斑、疱疹性咽峡炎、水痘等进行鉴别。多形红斑常与药物、感染等因素有关，临床上以靶型损害为主要特征。疱疹性咽峡炎亦有发热、口咽部红斑、疱疹等表现，但手、足、臀部等部位无水疱。水痘是由水痘－带状疱疹病毒感染所致，以头面部、躯干、四肢红斑、水疱、糜烂、结痂为主要特点，四种皮疹形态常同时存在，伴发热，化验抗水痘－带状疱疹病毒 IgM 可呈阳性。

手足口病治疗主要是以对症支持治疗为主，口腔损害可以外用口腔溃疡涂抹剂等，皮损处可以外用炉甘石洗剂，内服清热解毒中成药也有一定的效果。重症病例要采用相应的抢救措施。手足口病病情变化较快，以下症状提示病情较重，应及时住院治疗：持续高热、服用退热药物后体温仍不能降至正常、精神萎靡、嗜睡、频繁易惊、惊厥、肢体抖动 / 无力、头痛、频繁恶心 / 呕吐、颈抵抗、呼吸急促 / 困难、咳粉红色或血性泡沫样痰、面色苍白 / 发绀、四肢冰凉、出冷汗、血压升高或者降低等。

本例患儿年龄较小，手、足、口腔、臀部、四肢等部位多发水疱，疱较大，临床上比较少见。但患儿精神状态尚可，退热快，皮疹消退迅速，预后好，未出现脑炎、脑膜炎等症状，说明手足口病病情严重程度与皮疹严重程度不相一致。

伦文辉教授病例点评

手足口病是儿童常见传染病的皮肤表现，多数由柯萨奇病毒 A 组 16 型感染引起，除了手、足、口腔、臀部皮疹之外，全身症状轻微，很少有系统性损害，治疗也没有特别之处。该病有一定自愈性，对症治疗一段时间就会好转。但是近年来，同是肠道病毒的肠道病毒 71 型（EV-71）引起的手足口病发病人数逐渐增多，其引起的手足口病全身症状较重，病情进展较快，多累及呼吸系统和中枢神经系统的重要器官，严重者还会死亡。因此，皮肤科医生诊治手足口病时一定要注重肠道病毒 71 型引起的系统性损害，及时会诊，发现重症倾向及时收入院观察，避免病情变化过快，给患儿带来生命危险。

【参考文献】

1. 张学军，郑捷 . 皮肤性病学 . 9 版 . 北京：人民卫生出版社，2018：73-74.

2. 赵香菊，刘海涛，吕秋艳，等 . 2015—2020 年北京市门头沟区手足口病病原学监测结果分析 . 首都公共卫生，2022，16（3）：165-168.

3. 国家卫生健康委员会 . 手足口病诊疗指南（2018 年版）. 中国病毒病杂志，2018，8（5）：347-352.

4. 袁柳凤，伦文辉 . 大疱性手足口病一例 . 中国麻风皮肤病杂志，2017，33（7）：425.

（袁柳凤　整理）

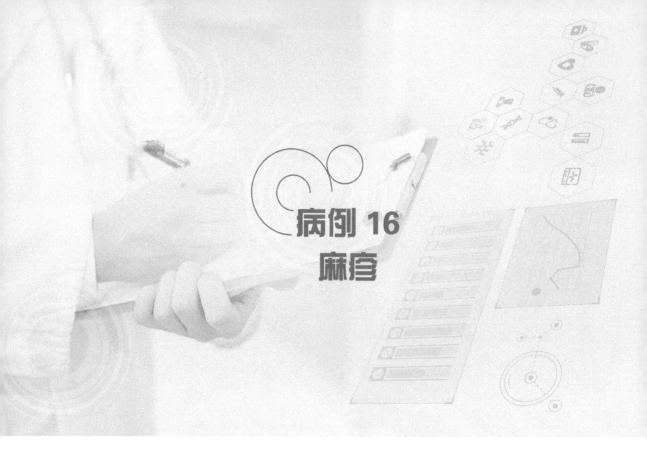

病例 16
麻疹

病历摘要

【基本信息】

患儿,女性,8个月。主因"咳嗽7天,发热6天,皮疹5天"来我院就诊。

现病史:患儿7天前出现咳嗽,呈犬吠样咳,声音嘶哑,无明显咳痰;6天前出现发热,体温最高39℃,无畏寒、寒战等;5天前耳后、颜面部、躯干、四肢相继出现红色斑丘疹,疹间皮肤正常,无瘙痒。家长给予患儿清热止咳化痰药对症处理,好转不明显。今为进一步诊治来我院。

既往史:无特殊。

个人史:无麻疹疫苗接种史,余无特殊。

【体格检查】

体温 39 ℃，脉搏 100 次 / 分，呼吸 35 次 / 分，血压 90/60 mmHg。发育正常，营养良好，神清，颈软无抵抗。眼睑水肿，球结膜充血，口腔黏膜充血，可见 Koplik 斑，咽红，双侧扁桃体不大，双肺呼吸音粗，未及明显干湿性啰音，心律齐，心音有力，腹软，肠鸣音正常，生理反射存在，病理反射未引出。

皮肤科查体：耳后、颜面部、躯干、四肢、手掌可见多发红色斑丘疹，压之褪色，疹间皮肤正常，未见淤点、淤斑（图 16-1）。

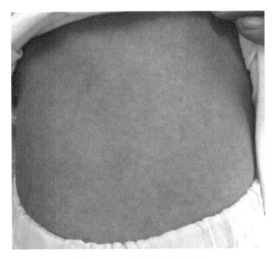

图 16-1　患儿背部红斑

【辅助检查】

血常规：WBC 11.49×10^9/L，HGB 97 g/L，PLT 373×10^9/L。麻疹抗体 IgM：阳性。心肌酶谱：AST 67 U/L，LDH 608 U/L，CK-MB 58 U/L，HBDH 531 U/L。CRP：6.9 mg/L。PCT：0.36 ng/mL。

胸部 X 线：双肺纹理粗。

【诊断】

麻疹并发支气管炎，急性喉炎。

【治疗经过】

给予对症支持治疗，雾化、甲泼尼龙等治疗喉炎及头孢美唑抗细菌感染。患儿痊愈出院。

【随访】

患儿健康状况良好。

病例分析

本例患儿为 8 个月幼儿，无麻疹疫苗接种史，发病于春季（麻疹高发季节），有发热，耳后、颜面部、躯干、四肢红色斑丘疹，压之褪色，疹间皮肤正常，眼睑水肿，球结膜充血，口腔黏膜充血，可见 Koplik 斑，麻疹抗体 IgM 阳性，故麻疹诊断明确。患儿伴有咳嗽等呼吸道症状，查体双肺呼吸音粗，胸部 X 线片示双肺纹理粗，故诊断为支气管炎。患儿可见犬吠样咳，声音嘶哑，无明显咳痰，纳奶时可见呛咳，考虑急性喉炎。

麻疹是由麻疹病毒引起的急性呼吸道传染病，全年均可发生，但以冬春季高发。麻疹传染性强，传播迅速，主要侵袭婴幼儿。人类是麻疹病毒的自然宿主，麻疹患者是本病的唯一传染源。麻疹病毒主要通过飞沫经呼吸道和直接接触患者鼻咽分泌物而传播，病毒抵抗力不强，对干燥、日光、高温均敏感。随着麻疹疫苗的应用，该病的发病率及病死率明显减低。麻疹患者发病后 2 周体内即产生循环抗体，有持久的免疫力，再次发病者较少。

麻疹的临床表现分为 3 期，即前驱期、发疹期及恢复期，整个病程约 2 周。前驱期一般为 4 天，表现为高热、眼结膜充血、畏光、分泌物增多、鼻流涕、咳嗽，有时出现呕吐、腹泻。起病 2 ~ 3 天

笔记

后口腔颊黏膜出现 Koplik 斑。起病后第 4 天开始发疹，先出现于耳后、发际、颜面，后蔓延到颈部、上肢、躯干及下肢，是一种玫瑰色的斑丘疹，压之褪色，疹间皮肤正常，出疹时可出现高热。恢复期表现为从出疹后 5～7 天开始体温下降，全身中毒症状减轻，皮疹也按出疹顺序逐渐消退，消退后留有棕褐色色素沉着斑，并有细小的脱屑，严重病例可以出现广泛性水疱性损害。儿童并发症较多见，可出现支气管肺炎、喉炎、脑炎及心功能不全等并发症。化验麻疹抗体 IgM 可呈阳性。

麻疹需与风疹、幼儿急疹、猩红热等疾病进行鉴别。风疹是由风疹病毒感染所导致的，多见于幼儿，一般在前驱期后 1～2 天出现细小的、稀疏的淡红色斑丘疹，软腭有暗红色斑疹或淤点，出疹 1～2 天后就会消退，中毒症状及呼吸道卡他症状较轻，无色素沉着及脱屑。幼儿急疹多见于 2 岁以内婴幼儿，骤发高热，上呼吸道症状轻微，高热持续 3～5 天后骤退，热退时或者热退后出疹，无色素沉着及脱屑。猩红热前驱期有发热、咽痛等症状，起病 1～2 天内出疹，皮疹为针头大小红色斑丘疹或者粟粒疹，疹间皮肤充血，皮肤弥漫潮红、压之褪色，退疹时指趾端片状脱屑，有口周苍白圈、草莓舌，白细胞总数及中性粒细胞明显升高。

麻疹治疗主要是对症支持治疗。本例患儿出现了心肌酶升高、支气管炎、喉炎、呼吸困难，经过对症支持治疗后患儿痊愈出院。患儿治疗及时，未出现严重并发症。

伦文辉教授病例点评

麻疹一般自耳后、颜面部、躯干、四肢相继出疹，疹间可见正常皮肤。发病 1 ～ 2 天后口腔颊黏膜可见 Koplik 斑，化验麻疹抗体 IgM 可呈阳性，可出现支气管肺炎、喉炎、脑炎及心功能不全等并发症。需与风疹、幼儿急疹、猩红热等疾病进行鉴别。麻疹同其他病毒疹的一个重要区别就是麻疹的卡他症状非常明显，眼结膜和鼻黏膜受累后出现的症状一定需要重视。该病例急性起病，具有典型临床症状和实验室特征，诊断明确，治疗及时。

近年来由于疫苗的普遍接种，儿童麻疹发病率显著减少，但目前偶见成人麻疹的发生，由于成人多数在小的时候接种过疫苗，虽然随着时间的推移，疫苗的保护力下降，但还是有一定免疫力，造成临床症状不典型，在诊断的时候一定特别注意。

【参考文献】

1. 赵辨 . 中国临床皮肤病学 . 南京 : 江苏科学技术出版社，2010：423-425.
2. 苗敏，王彩英，庞琳 . 儿童麻疹 757 例临床特征分析 . 临床儿科杂志，2022，40（8）：591-596.

（袁柳凤　整理）

病例 17
HIV 合并卡波西肉瘤

病历摘要

【基本信息】

患者，男性，36岁。主因"左脚掌肿物半年，发现 HIV 抗体阳性2周"就诊。

现病史：患者半年前左脚掌出现紫红色斑，未重视，紫红色斑范围逐渐扩大，出现疼痛，行走受限，不伴发热。皮疹突出于皮肤，体积 10 cm×7 cm×4 cm，表面破溃，渗血、渗液；双下肢、双前臂及左耳郭亦出现大小不等的紫红色斑及结节。2周前就诊于当地医院，胸腹部 CT 提示肺内、肝内及双侧肾上腺均有病变，考虑皮肤来源肿瘤，肺内、肝内、肾上腺转移。查 HIV 抗体阳性，确证试验阳性，为进一步诊断来我院住院。患者自发病以来神志清楚，精神、食欲减退，大小便正常，体重明显减轻。

既往史：平素健康状况一般，2 年前左眼睑结膜球结膜交界处结节行手术切除，半年前左眼结节再次出现，伴左眼外侧球结膜出血，目前结节直径 5 mm。否认高血压、冠心病、糖尿病、肾病病史，否认其他传染病病史，否认食物、药物过敏史，否认手术、外伤及输血史。

个人史：无地方病疫区居住史，无传染病疫区生活史，无冶游史，否认吸烟、饮酒史，已婚，妻儿体健。

【体格检查】

体温 36.3 ℃，脉搏 96 次 / 分，呼吸 22 次 / 分，血压 120/80 mmHg。颈部、左腋下及双侧腹股沟触及多发肿大淋巴结，直径在 0.5～2 cm 大小不等，睑结膜无苍白，左眼睑结膜球结膜交界处可见直径为 5 mm 结节，左眼外侧球结膜出血，巩膜无黄染，口腔黏膜光洁，颈软无抵抗，双肺呼吸音粗，未闻及干、湿性啰音，心律齐，腹软，无压痛、反跳痛，肝脾未触及，移动性浊音阴性，双下肢不肿，生理反射存在，病理反射未引出。

皮肤科查体：左脚掌内可见紫红色结节状肿物，形态不规则，体积 10 cm×7 cm×4 cm，表面凹凸不平，伴破溃，少量渗血渗液；双下肢、前臂及左耳郭可见大小不等紫红色结节、斑疹（图 17-1）。

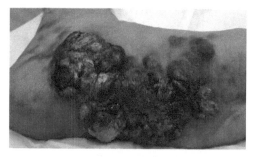

图 17-1 治疗前足底皮损

【辅助检查】

血常规：WBC 3.38×10^9/L，NE% 43.50%，NE 1.47×10^9/L，RBC 4.03×10^{12}/L，HGB 108.00 g/L，HCT 34.60%，MCV 85.92 fL，MCHC 312.00 g/ L，PLT 141.00×10^9/L。

PCT ＜ 0.05 ng/mL。CRP 1.7 mg/L。ESR 21 mm/h。

电解质 + 肾功能：K^+ 3.96 mmol/L，Na^+ 138.8 mmol/L，Ca^{2+} 2.10 mmol/L，UREA 4.07 mmol/L。

肝功能、血糖、血脂正常。

辅助性 T 细胞亚群：$CD4^+$ T 淋巴细胞 325 个 /μL。HIV 抗体（+），HIV-RNA 86 187 copies/mL。

梅毒 TPPA（+），TRUST（−）。

皮损组织病理检查：诊断卡波西肉瘤。免疫组化：CD31（+），CD34（+），人类疱疹病毒 8 型（HHV-8）（+），Ki-67（30%+），SMA（+）。

腹部彩超：肝门区多发低回声淋巴结，请结合其他检查，脾大。

胸部 CT：纵隔内、双侧肺门、双侧腋下多发肿大淋巴结，与前次 CT 片比较略缩小，考虑卡波西肉瘤可能性大。两肺下叶结节，未见明显异常，卡波西肉瘤不除外，建议治疗后复查。左肺炎性索条影。

泌尿系统 CT：泌尿系统双侧肾上腺区、肝门区、腹膜后、两侧髂血管周围、两侧腹股沟区及后纵隔脊柱旁结节灶，考虑为肿大淋巴结，结合临床，卡波西肉瘤可能性大。下腹部皮下多发结节，考虑卡波西肉瘤可能性大。

【诊断】

艾滋病，卡波西肉瘤，白细胞减少，贫血（轻度），低钠血症。

【治疗经过】

启动多柔比星脂质体方案化疗，每 2 周进行 1 个疗程化疗，共化疗 8 次。化疗 1 周后启动 HAART，方案为依非韦伦 400 mg/d、每日 1 次，拉米夫定 300 mg/d、每日 1 次，替诺福韦 300 mg/d、每日 1 次，规律服药。第 8 次化疗结束后左脚掌肿物疼痛、红肿较前减轻直至消失，左脚掌肿物较前明显缩小、萎缩，体积变为 6 cm×4 cm×0.5 cm，表面凹凸不平呈结节状，无渗血渗液。双下肢、前臂及左耳郭较前可见大小不等紫红色斑，无明显突出皮肤。颈部、左侧腋窝及双侧腹股沟淋巴结较前明显缩小，可及直径 0.5～1 cm 大小肿大淋巴结，质地中等，边尚可，活动度可，无触痛。

化疗过程中，给予苯海拉明、地塞米松预防过敏反应，托烷司琼缓解消化道症状，奥美拉唑抑酸保护胃黏膜，葡萄糖盐碳酸氢钠注射液水化碱化内环境，还原型谷胱甘肽清除自由基，葡萄糖酸钙补钙，利可君、重组人粒细胞刺激因子注射液对症升高白细胞。继续 HAART，HIV 病毒载量降低至检测下限，说明 HAART 有效。从第 2 次化疗开始 CD4$^+$T 淋巴细胞一直降低，降为 278 个 /μL，化疗后白细胞减少至 $2.47×10^9$/L，建议完善影像学检查决定后续化疗方案。

【随访】

患者回当地继续治疗，当地 PET/CT 示肺内、肝内病灶基本消失，胸腹腔淋巴结及双侧肾上腺仍有病变累及。1 年后电话随访，患者原皮疹完全消失，全身淋巴结未见肿大。2 年后电话随访，患者皮疹未见复发（图 17-2），当地复查化验辅助性 T 细胞亚群示 CD4$^+$T 淋巴细胞 425 个 /μL，HIV-RNA 未测出。

笔记

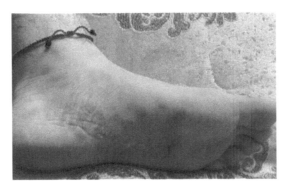

图 17-2　治疗后足底照片

病例分析

　　患者青年男性，慢性病程，主因"左脚掌肿物半年，发现 HIV 抗体阳性 2 周"住院治疗。根据病史体征、临床表现、组织病理、免疫组化、实验室及影像学检查，HIV 合并卡波西肉瘤诊断明确。治疗上采用全身化疗、对症支持的治疗方案。

　　卡波西肉瘤（Kaposi sarcoma，KS）的发病与人类免疫缺陷病毒和人类疱疹病毒 8 型有关。HIV 相关性卡波西肉瘤病（广泛分布的斑疹或斑块，偶有外生性或溃疡性表现，更易累及口腔和颜面部，可为 HIV 感染的早期征象）累及生殖器黏膜、肺和胃肠道常见，可引起相应的临床表现。

　　KS 需鉴别的疾病包括肢端血管皮炎（假性 KS）、蓝色橡皮大疱性痣综合征、化脓性肉芽肿、黑色素细胞痣、黑色素瘤、血管角化瘤、乳腺癌切除术后淋巴管肉瘤、结节性血管瘤、结节性肌纤维瘤、梭形细胞血管内皮瘤、严重淤积性皮炎和杆菌性血管瘤病（bacillary angiomatosis，BA）。其中，假性 KS 或肢端血管性皮炎是一种先天性动静脉畸形的四肢良性血管增生，有时发生紫色肿瘤，其临床和

笔记

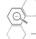
组织学类型很像 KS，组织学可有毛细血管和成纤维细胞的增生、血管外红细胞和含铁血黄素沉积，但少有狭窄的血管裂隙，倾向于保持局限性；CD34 抗原的表达可在组织学上与 KS 区别。手指血管造影等放射技术也用于诊断。BA 临床和组织学上与 KS 相似。皮肤上典型 BA 是一个紫色血管肿瘤或一个像化脓性肉芽肿的结节，有时可伴溃疡。BA 是巴尔通体病的一种类型，开始即可有全身侵犯，如破坏骨骼、淋巴腺或使肝功能障碍。病理上可用六胺银染色和沃森 – 斯塔里银染色发现细菌病原体。

KS 的治疗旨在减轻症状和延缓疾病进程，包括冷冻、放疗和全身化疗。对于播散性 KS，可应用化疗药物治疗，其可进入皮肤和内脏，抑制细胞生长和增生。HAART 能显著减少 HIV 相关性 KS 的发病率。

吴焱教授病例点评

卡波西肉瘤是一种较少见的以梭形细胞增生和血管瘤样结构为特征的恶性肿瘤，其病因尚不十分明确，与人类疱疹病毒 8 型关系密切。临床大致可分为 4 型，其中 HIV 相关性 KS 是艾滋病患者最常见的机会性肿瘤之一，可发生于任何部位，主要侵犯皮肤黏膜，也可累及内脏器官。可呈单个或多个黏膜皮肤病变，也可以广泛分布，好发于头部、颈部、躯干和黏膜，常呈对称性分布，为圆形、椭圆形及不规则斑片紫红色或棕色、棕黑色的扁平状、斑片状或结节样损害。结节颜色逐渐加深、变暗、增大，呈黑色或紫棕色斑块，可伴局部疼痛、水肿。口腔 KS 约见于 20% 的患者。29% 的患者只有内脏损害，以肺、胃肠道和淋巴结最常受累。组织病理学表现以

笔记

梭形细胞增生、血管瘤样结构、红细胞外渗、含铁血黄素沉积及慢性炎性细胞浸润为主。治疗包括 HARRT、局部治疗、系统性化疗、放射治疗、外科治疗等。

【参考文献】

1. 唐鸿珊，吴保昌 . 卡波西肉瘤 . 中国麻风皮肤病杂志，2015（7）：421-422.

2. 朱学骏，王宝玺，孙建方，等 . 皮肤病学 . 北京：北京大学医学出社，2019（3）：1455-1456，1501-1503.

（庞艳华　整理）

病例 18
EBV 慢性感染相关皮肤水肿

📋 **病历摘要**

【基本信息】

患者，男性，18 岁。主因"左侧口唇、面颊肿胀逐渐扩大 9 个月"就诊。

现病史：患者就诊前 9 个月无明显诱因出现左侧口腔溃疡、左侧口唇肿胀，肿胀逐渐蔓延至左侧面颊，无咽痛、发热、肌肉酸痛等不适，以"口腔溃疡"治疗，服用制霉菌素、奥硝唑和头孢克肟治疗，口腔溃疡好转，面颊部肿胀未消。就诊前 2 个月，化验示凝血功能正常，梅毒 TRUST 阴性，TPPA 阴性，HIV 抗体阴性，血常规、肝肾功能均正常，乙肝及丙肝检查均阴性，胸部正侧位片、T-SPOT、PPD、结肠镜检查无异常。取口腔黏膜组织活检病理：（左颊黏膜近口角处）

黏膜慢性炎，伴多量 EBV 感染，可见多量 T 淋巴细胞增生，但无抗原丢失，不支持肿瘤。考虑诊断为 EBV 慢性感染相关皮肤水肿。给予氯雷他定＋维生素 C＋碳酸钙 D_3 片＋维生素 D_3＋奥硝唑＋头孢克肟口服及地塞米松局部封闭治疗，治疗效果不佳。为求进一步治疗来我科就诊。患者左面颊部大面积肿胀，无压痛，质软，波及左眼睑及口唇，唇部可见裂口，口腔可见溃疡。下颌、颈部可触及黄豆至蚕豆大小肿大淋巴结，余无明显异常。患者发病以来无发热、乏力，神清，饮食、睡眠可，大小便无明显异常，体重无显著变化。

既往史：平素健康状况好，既往无自身免疫性疾病史，无免疫抑制药服用史，否认冠心病、高血压、糖尿病、肾病病史，否认其他传染病病史，否认食物、药物过敏史，否认手术、外伤及输血史。

个人史：无地方病疫区居住史，无传染病疫区生活史，无冶游史，否认吸烟史，否认饮酒史，未婚。

家族史：否认遗传病病史、传染病病史、肿瘤史。

【体格检查】

体温 36.6 ℃，脉搏 77 次 / 分，呼吸 18 次 / 分，血压 121/75 mmHg。心、肺、腹未见异常。下颌、颈部可触及黄豆至蚕豆大小肿大淋巴结，双下肢不肿，生理反射存在，病理反射未引出。

皮肤科查体：左面颊部大面积肿胀，无压痛，质软，波及左眼睑及口唇。唇部可见裂口，口腔可见溃疡（图 18-1）。

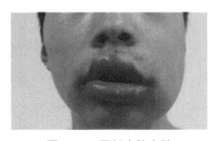

图 18-1　面部皮肤水肿

【辅助检查】

梅毒 TPPA 阴性、TRUST 阴性、HIV 抗体阴性、乙肝及丙肝检查均阴性。

T-SPOT、PPD 检查无异常。

血常规、抗核抗体、凝血功能、肝肾功能均正常。

胸部正侧位片、结肠镜检查无异常。

$CD4^+T$ 淋巴细胞：257 个 /μL。

EBV 核酸：2.01×10^4 copies/mL；EBV 抗体：IgM 阴性，IgG 阳性。

补体 C4：0.49 g/L。

口腔黏膜组织病理：表皮增生伴角化过度、角化不良，表皮内水肿，细胞质内多量均匀粉染液体，上皮下间质疏松水肿，纤维结缔组织及横纹肌间、血管周围散在多量淋巴细胞、浆细胞及中性粒细胞浸润，以深部组织病变为重，个别小血管壁内可见个别中性粒细胞及淋巴细胞浸润，淋巴细胞体积小，核深染、不规则。免疫组化：EBER 多量。病理诊断：（左颊黏膜近口角处）黏膜慢性炎，伴多量 EBV 感染，可见多量 T 淋巴细胞增生，但无抗原丢失，不支持肿瘤。

【诊断】

EBV 慢性感染相关性皮肤水肿。

【治疗经过】

给予伐昔洛韦及更昔洛韦口服抗病毒治疗，面部肿胀消退 1/3 ～ 1/2，EBV 核酸 4.72×10^4 copies/mL，补体 C4 恢复正常。病理检查结果：（颊黏膜）少许鳞状上皮组织，伴少量炎细胞浸润，EBER（＋）。与之前检查一致，未见明显改善。加用膦甲酸钠治疗 1 个月后，左侧面部肿胀明显好转。之后改用重组人干扰素 α -2b、胸腺五肽注射

笔记

液治疗 4 个月后，面部水肿基本消失，EBV 核酸 2.70×10^4 copies/mL，病毒量下降不理想。继续应用重组人干扰素 α-2b 治疗 2 个月后，EBV 核酸降至 1.82×10^4 copies/mL。

【随访】

随访 3 年，患者面部肿胀逐渐消退，但尚未完全恢复正常。EBV 定量下降亦不理想。肝肾功能、血小板未见异常。

病例分析

患者青年男性，急性起病。主因"左侧口唇、面颊肿胀逐渐扩大 9 个月"就诊。实验室检查：EBV 核酸 2.01×10^4 copies/mL，EBV 抗体 IgG 阳性。组织病理：（左颊黏膜近口角处）黏膜慢性炎，伴多量 EBV 感染，可见多量 T 淋巴细胞增生，但无抗原丢失，不支持肿瘤。结合临床表现、实验室检查、组织病理表现，该患者诊断为 EBV 慢性感染相关性皮肤水肿。

EBV 是一种普遍感染人类的病毒，主要通过唾液传播，感染一般起始于口咽上皮，可引起传染性单核细胞增生症、口腔毛状黏膜白斑、EBV 感染相关的淋巴增生性疾病等皮肤疾病。本例患者出现面部水肿，为少见表现，可能由感染致局部淋巴回流不畅造成。口服阿昔洛韦等核苷酸类药物可抑制 EBV 复制，应用免疫增强剂亦能帮助机体抑制病毒。本例患者 EBV 控制不佳，应当定期随访，并且需要多学科协作，严密监测患者肝、肾、脾等器官受累情况及血液细胞成分变化。

吴焱教授病例点评

　　EBV是疱疹病毒科的成员，主要通过唾液传播。90%以上的成人都有EBV抗体。EBV在口咽部上皮细胞内增殖，然后感染B淋巴细胞，大量进入血液循环而造成全身性感染，并可长期潜伏在人体淋巴组织中，可导致传染性单核细胞增多症、鼻咽癌、儿童淋巴瘤等。本例患者18岁，主要症状是左侧口腔溃疡、口唇肿胀并逐渐蔓延至左侧面颊，病史较长，口腔黏膜组织活检查见多量EBV感染，并可见多量T淋巴细胞增生，因此考虑EBV所致的慢性皮肤黏膜水肿有充分的病原学依据。由于缺乏疗效肯定的抗病毒治疗方法，虽经使用伐昔洛韦、更昔洛韦和膦甲酸钠等治疗后水肿缓慢消失，但病毒量很长时间并未转阴，也给后期症状反复留下了隐患，并可能导致其他问题（包括肿瘤）的发生。疫苗是预防EBV感染最有效的方法，但相关疫苗也仅是在临床试验中。

【参考文献】

1. 张小芳，李守霞. EB病毒相关疾病的研究进展. 国际病毒学杂志，2019，26（5）：345-347.

2. KIMURA H，COHEN J I. Chronic active epstein-barr virus disease. Front Immunol，2017，8：1867.

（赵天威　整理）

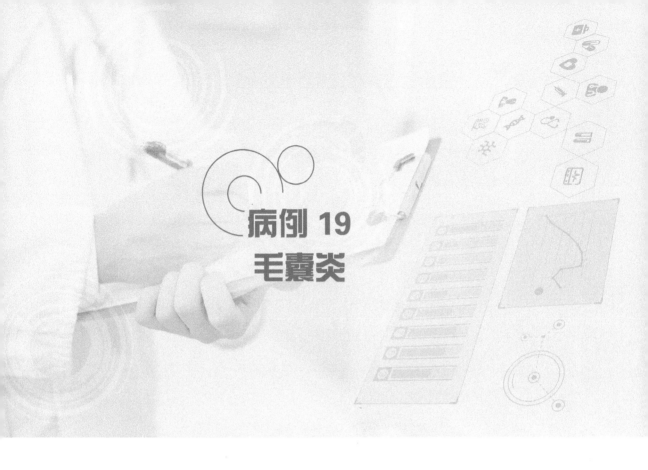

病例 19
毛囊炎

病历摘要

【基本信息】

患者，男性，28岁。主因"面部红丘疹反复发作2个月，加重1周"来我院就诊。

现病史：2个月前患者于面部出现散发红丘疹，局部略有疼痛，于当地医院就诊，诊断为毛囊炎，予以丹参酮胶囊口服（剂量不详）、甲硝唑凝胶局部外用治疗，治疗数日后症状略有减轻。1周前患者熬夜后，面部丘疹增多，采用既往治疗方案效果不佳，为进一步诊治来我院皮肤科门诊就诊。患者发病以来无发热、咽痛、便秘等症状，精神、饮食、睡眠如常，体重无明显变化。

既往史：身体健康，否认慢性、家族性、遗传性疾病史。

个人史：出生后按时接种疫苗，未到过疫区，个人史无特殊。否认药物过敏史。

【辅助检查】

无。

【体格检查】

体温36.2℃，脉搏80次/分，呼吸22次/分，血压120/80 mmHg。心、肺、腹未见异常，双下肢不肿，生理反射存在，病理反射未引出。

皮肤科查体：双侧面颊部多发红色毛囊性丘疹，部分皮疹中央见淡黄色脓点（图19-1）。

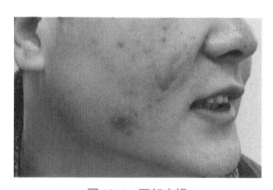

图19-1 面部皮损

【诊断】

毛囊炎。

【治疗经过】

头孢呋辛酯片0.25 g，每日2次，口服；夫西地酸乳膏，局部外涂，每日2次。治疗2周后复诊，毛囊性丘疹颜色变暗变淡，脓点消退，未见新生皮疹，局部散在色素沉着，疼痛消失，停用口服药。

【随访】

6周后随访，患者原有皮疹基本消退，局部色素沉着，无新生皮疹。

病例分析

患者为青年男性，慢性病程，反复发作，急性加重。发病前 1 周有熬夜史，皮损临床表现为双侧面颊部多发红色毛囊性丘疹，部分皮疹中央见淡黄色脓点。根据病史及临床表现诊断为毛囊炎，予以口服抗生素联合局部外用抗生素治疗，2 周后症状减轻，6 周后随访时症状基本消退，局部色素沉着。

毛囊炎是累及毛囊的细菌感染性皮肤病，多由凝固酶阳性金黄色葡萄球菌感染引起。部分毛囊炎可由真菌（如糠秕孢子菌）合并细菌感染所致。高温、多汗、搔抓、不良卫生习惯、作息不规律、全身性慢性疾病、器官移植后、长期应用免疫抑制剂等为常见诱发因素。

毛囊炎系局限于毛囊口的化脓性炎症，好发于头面部、颈部、臀部及外阴。临床表现：皮损初起为与毛囊口一致的红色实性丘疹，丘疹中央迅速出现脓疱，中间贯穿毛发，周围有红晕，继而脓疱干涸或破溃后形成黄痂，痂脱落后一般不留瘢痕。发生于头皮且愈后留有脱发和瘢痕者，称为秃发性毛囊炎；发生于胡须部位称为须疮；发生于颈项部，炎症消退后呈乳头状增生或形成瘢痕硬结者，称为瘢痕疙瘩性毛囊炎。

根据病史和临床表现，必要时结合细菌学检查一般不难做出诊断。发生于头部的化脓性毛囊炎应注意与脓癣鉴别。后者常表现为红肿的痈状斑块上多发毛根处小脓疱，患处头发常易折断及拔出，真菌检查阳性。

在治疗上，根据不同的疾病严重程度选用局部治疗或系统治疗。治疗原则为：对于无并发症的轻至中度局限性皮损，以局部治疗为主；对于皮损广泛及有系统感染并发症（如多发性毛囊炎及较严重的疖、痈）的患者，应进行系统药物治疗。①外用药物治疗：外用莫匹罗星或夫西地酸乳膏，适用于一般毛囊炎。②系统药物治疗：可选用半合成青霉素类、头孢类、大环内酯类或喹诺酮类抗生素，对青霉素过敏者可选用克林霉素。如果在 7 天内临床效果不明显，提示可能出现耐甲氧西林金黄色葡萄球菌，可选用夫西地酸或万古霉素，必要时根据药敏试验结果调整抗生素。对于慢性反复发作患者应积极寻找有无糖尿病、贫血等基础疾病或诱因。对于累及周围组织引起疖肿或痈，以及范围较广（如引起丹毒），甚至全身症状明显者可根据病情静脉给予抗生素。③物理治疗：可辅以超短波、远红外线或半导体激光等物理治疗。④手术治疗：对于晚期病情较重、已发展为化脓破溃的疖和痈者，应及时切开引流，切忌挤捏和早期切开，尤其是发生于鼻孔及上唇"危险三角区"者。

日常注意皮肤清洁卫生、防止外伤、规律作息、减少辛辣油腻饮食及增强机体免疫力等对预防复发有明显作用。

🩺 伦文辉教授病例点评

毛囊炎是最常见的皮肤病，常由金黄色葡萄球菌感染引起。皮损特征是单个炎性毛囊性丘疹，继而发展为皮疹中央有一个黄色脓疱。面部的毛囊炎要同痤疮相鉴别。痤疮由痤疮丙酸杆菌感染引起，多发生在皮脂分泌比较旺盛的部位，有白头粉刺、黑头粉刺、炎性丘疹、皮下囊肿等多种皮疹形态。毛囊炎还要与疖和痈相鉴别。疖除感染毛囊外，还可感染毛囊周围的皮脂腺和其他周围组织；而痈是多个毛囊同时感染发炎。对于毛囊炎反复发作的患者，要查一下血糖，很多糖尿病患者容易罹患毛囊炎。

【参考文献】

1. LUELMO-AGUILAR J, SANTANDREU M S. Folliculitis: recognition and management. Am J Clin Dermatol, 2004, 5（5）: 301-310.

2. 张建中, 高兴华. 皮肤性病学. 北京: 人民卫生出版社, 2015: 87-89.

（魏瑾　整理）

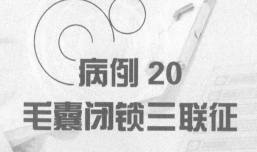

病例 20
毛囊闭锁三联征

病历摘要

【基本信息】

患者，男性，22岁。主因"枕部丘疹、结节、囊肿5年，腋下及腹股沟多发脓肿2年"入院。

现病史：患者5年前出现枕部丘疹、脓疱，后发展成结节，其后结节软化，形成局部小脓肿，持续分泌淡黄色脓液。2年前患者双侧腋下和腹股沟相继出现杏核大小结节，逐渐增大融合形成脓肿，持续分泌脓液，患者自觉疼痛不适，遂于当地医院输液治疗，情况未见明显好转，仍反复发作。病程中患者头面部可见丘疹、丘脓疱疹及粉刺，可挤出白色分泌物，后发展成数个结节，形成囊肿，自行愈合后遗留大小不一的点状凹陷性及条索状增生性瘢痕。为进一步诊治来我院。

既往史：否认高血压、冠心病、糖尿病病史，否认其他传染病病史，否认食物、药物过敏史，否认手术、外伤及输血史。

个人史：无地方病疫区居住史，无传染病疫区生活史，吸烟、饮酒史不详。未婚。

【体格检查】

体温 36.2 ℃，脉搏 82 次 / 分，呼吸 18 次 / 分，血压 123/76 mmHg。神清，查体合作，未见淤点、淤斑及皮下出血，全身浅表淋巴结未及异常肿大。颈软无抵抗。双肺呼吸音粗，未闻及干湿啰音及胸膜摩擦音。心律齐，未闻及病理性杂音。腹部平坦，全腹无压痛及反跳痛，移动性浊音阴性。四肢、关节未见异常，活动无受限，双下肢无水肿，双侧 Babinski 征阴性。

皮肤科查体：头面部多发大小不等的暗红色结节囊肿及条索增生性瘢痕，质硬，有压痛及脓液渗出；双侧腋下及腹股沟可见多发炎性暗红色丘疹、结节及囊肿，局部有波动感，部分皮损伴有破溃、溢脓，压痛明显，并可见大小不一的点状萎缩或增生性瘢痕及色素沉着（图 20-1 ～图 20-4）。

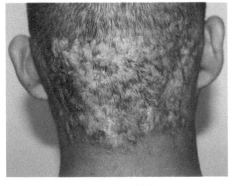 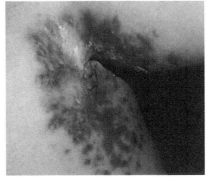

图 20-1 枕部　　　　　　　　　图 20-2 左腋部

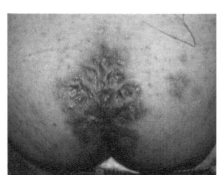

图 20-3　臀部

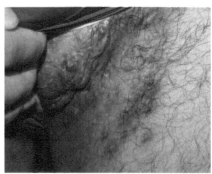

图 20-4　左腹股沟

【诊断】

毛囊闭锁三联征。

【治疗经过】

局部药物治疗：局部使用聚维酮碘溶液湿敷。

系统药物治疗：①静脉滴注头孢曲松 2 g，每日 1 次，连续使用
7 天；②盐酸米诺环素胶囊 100 mg，每日 2 次；③服用中药汤剂（治
以清热利湿为法）。

【随访】

患者皮损好转，双侧腋下及腹股沟处基本无溢脓，质地较前变
软，疼痛减轻，伴有色素沉着。

病例分析

毛囊闭锁三联征是一组较为少见的皮肤病，包括聚合性痤疮、
化脓性汗腺炎和头部脓肿穿凿性毛囊周围炎 3 种疾病，具有相似的
发病机制及组织病理学改变，共同特征是慢性易复发和深层的破坏
性毛囊炎或毛囊周围炎。毛囊闭锁三联征男女均可发病，多见于青
年期，好发于腋窝、腹股沟、臀沟和头皮等毛囊皮脂腺较丰富的部

位，病因及发病机制目前尚不明确，可能是由遗传、激素水平变化和外部刺激等多种因素共同作用所致。多数学者认为，毛囊闭锁三联征发病机制是角质栓的形成使毛囊和顶泌汗腺管堵塞和扩张，继发细菌感染并使炎症波及毛囊和汗腺周围组织，进而出现坚实、红肿疼痛性炎性结节，随着炎性损害形成脓肿、溃疡、窦道、瘘管及瘢痕。

本例患者为青年男性，油性皮肤，头面部有典型聚合性痤疮；枕部有多发性、大小不等的脓肿，破溃溢脓，呈典型筛孔状，头皮肿胀；腋窝、腹股沟处存在多发囊肿、脓肿，溢脓，形成窦道瘢痕。综上，本例患者同时有聚合性痤疮、化脓性汗腺炎及头部脓肿性穿凿性毛囊周围炎的临床表现，符合毛囊闭锁三联征。本病应与瘰疬性皮肤结核、腹股沟肉芽肿、性病性淋巴肉芽肿和三期梅毒等相鉴别，通过临床表现、细菌培养、组织病理表现等可鉴别。

毛囊闭锁三联征治疗有以下几种措施：①局部用药：在皮损早期，可局部涂抹表皮剥脱剂、糖皮质激素软膏等，也可向结节深部注射抗生素或糖皮质激素联合抗生素。②系统用药：局部或系统应用抗生素，口服抗雄激素类药物或维 A 酸类药物，根据患者情况可选择应用氨苯砜、肿瘤坏死因子 α 拮抗药等。若患者长期保守治疗无效，皮损反复发作，瘢痕基础上并发慢性溃疡可继发鳞状细胞癌、瘢痕癌，应尽早行手术治疗。本例患者 5 年前发病，病情反复，迁延未愈，给予局部应用聚维酮碘溶液湿敷，全身应用抗生素抗感染，联合口服清热利湿中药，皮损好转，双侧腋下及腹股沟处基本无溢脓，质地较前变软，疼痛减轻。

此病反复发作，病程较长，皮损范围可累及全身，严重影响外观及生活质量，对患者造成极大的经济及心理负担。建议对反复发

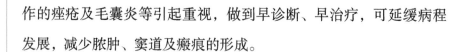

作的痤疮及毛囊炎等引起重视，做到早诊断、早治疗，可延缓病程发展，减少脓肿、窦道及瘢痕的形成。

伦文辉教授病例点评

该病例为比较典型的毛囊闭锁三联征，其3种临床表现形式（聚合性痤疮、化脓性汗腺炎、头部脓肿穿凿性毛囊周围炎）都具备了。该病最初临床表现为炎性丘疹、脓疱、结节和囊肿等，继而发生局部红肿、浸润疼痛、脓肿，再进一步形成脓肿破溃、窦道形成、皮下广泛性坏死、流出脓血。反复发作，局部会形成瘢痕，一部分患者由于长期慢性溃疡的存在，还会发展成为鳞状细胞癌。

该病虽然表现为皮肤的蜂窝织炎，可以培养出各种类型细菌，但其与遗传因素和免疫因素密切相关。在治疗上除了根据细菌培养和药敏试验结果选择敏感抗生素外，针对其发病基础及临床需要，抗毛囊异常角化的治疗和抗炎治疗都非常必要，可以选择维甲酸类药物，炎症明显时可以短时间应用小剂量激素。早期治疗和长期治疗是治愈该病的关键。局部外科治疗也是一个选择，但是容易留下永久性瘢痕。近年来一些新的治疗方法，如生物制剂和光动力疗法在治疗毛囊闭锁三联征方面也起到了很好的效果。

【参考文献】

1. 张颂楠，毕新岭，贾道锋，等．内外科综合治疗重型毛囊闭锁三联征3例并文献复习．临床皮肤科杂志，2015，44（6）：390-394.

2. 张向东，张珍珍，赵琳，等．毛囊闭锁三联征．临床皮肤科杂志，2020，49（12）：743-746.

笔记

（王雪　闫会文　整理）

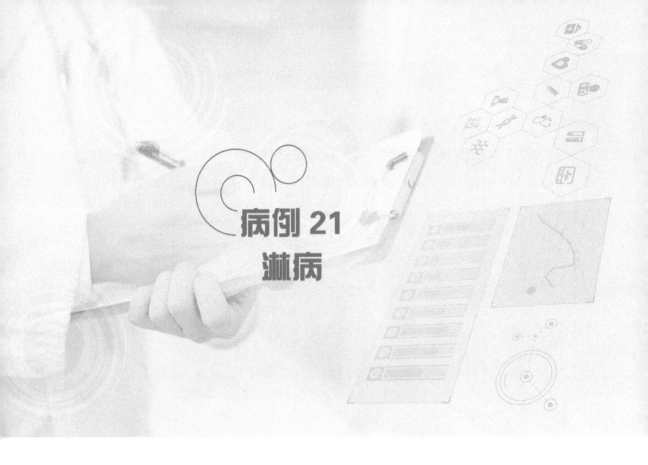

病例 21
淋病

📋 病历摘要

【基本信息】

患者，男性，28 岁。主因"尿道口出现黄色脓性分泌物 5 天"来我科就诊。

现病史：患者 5 天前尿道口出现黄色脓性分泌物，伴尿频、尿急、尿痛，无其他不适。3 天前自行服用左氧氟沙星治疗，效果不佳，为进一步诊治来我院皮肤性病科门诊就诊。

既往史：无特殊。

个人史：7 天前有冶游史。

【体格检查】

体温 36.2 ℃，脉搏 85 次 / 分，呼吸 22 次 / 分，血压 125/80 mmHg。

心、肺、腹未见异常，双下肢不肿，生理反射存在，病理反射未引出。

皮肤科查体：尿道口红肿并可见较多黄色脓性分泌物（图21-1）。

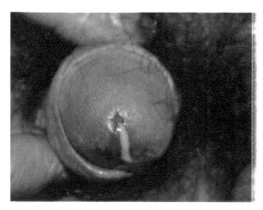

图 21-1　尿道口脓性分泌物

【辅助检查】

尿常规：白细胞（++++），红细胞（++）。

淋球菌涂片：中性粒细胞内外均见到革兰氏阴性双球菌。

淋球菌培养：阳性。

淋球菌核酸检测：阳性。

沙眼衣原体核酸检测：阴性。

解脲支原体核酸检测：阴性。

支原体培养：阴性。

【诊断】

淋菌性尿道炎。

【治疗经过】

给予头孢曲松 1 g 静脉滴注 1 次，第 2 天尿道口分泌物消失。

【随访】

治疗后 2 个月复查淋球菌培养阴性，淋球菌核酸检测阴性，患者治愈。

病例分析

本例患者为青年男性，有冶游史，起病急，尿道口有较多黄色脓性分泌物，化验淋球菌涂片、培养、核酸检测均阳性，结合患者流行病学史、临床表现、实验室检查，淋菌性尿道炎诊断明确。

淋病是由淋病奈瑟菌（简称淋球菌）感染所致的一种性传播疾病，潜伏期短，传染性强，主要表现为泌尿生殖系统黏膜的化脓性炎症，咽部、直肠和眼结膜亦可为原发性感染部位。该病可导致淋菌性尿道炎、宫颈炎、前庭大腺炎、咽炎、直肠炎、眼结膜炎，如治疗不及时淋球菌可沿生殖道上行导致慢性感染，还可导致前列腺炎、附睾炎、精囊炎、子宫内膜炎、输卵管炎等多种并发症和后遗症。

淋病以尿道口脓性分泌物伴尿频、尿急、尿痛为典型临床症状，但宫颈、咽部和直肠部位淋球菌感染时临床症状往往不典型或隐匿，易延误诊治，导致慢性感染及并发症的发生，并导致淋病的进一步传播。

淋病目前仍在世界范围内广泛流行，淋病患者是传染源，人群普遍易感。淋病主要通过性接触传播，亦可通过间接接触传播和母婴传播，少数情况下可因接触含淋球菌的分泌物或被其污染的用具（如衣裤、被褥、毛巾、浴盆、坐便器等）而被传染。新生儿经过患淋病母亲的产道时，眼部被感染可引起新生儿淋菌性眼结膜炎。

淋病的诊断主要依据病原学检测，包括淋球菌涂片、培养、核酸检测等。淋病需要与生殖道沙眼衣原体感染、支原体感染等疾病进行鉴别，主要从病原学方面进行鉴别。

近年来淋球菌耐药形势日趋严重，其已对多种抗生素产生耐药，目前我国推荐的淋病一线治疗药物为头孢曲松和大观霉素。本例患者给予头孢曲松 1 g 静脉滴注 1 次治疗后脓性分泌物消失，复查淋球菌阴性，治愈。

淋病感染后不能产生有效的自然免疫力，可发生重复感染。淋病患者治疗后应多次随访复查，及早发现治疗失败或再感染。

伦文辉教授病例点评

目前淋病在临床的报告病例在减少，但是淋球菌耐药的情况在增加，为治疗带来一系列的挑战。本例患者急性起病，尿道口出现较多黄色脓性分泌物为淋菌性尿道炎典型的临床表现。患者自行服用左氧氟沙星治疗效果不佳，进一步提示淋球菌已对多种口服抗生素耐药。目前我国推荐的淋病一线治疗药物为头孢曲松和大观霉素。本病例按照我国目前淋病治疗指南治疗后疗效显著，治疗后2个月复查病原学检测均阴性，提示已治愈。淋病患者若治疗不及时或治疗不当，可导致多种并发症和后遗症，早期诊断并行正规治疗非常重要。淋病患者治疗后要注意复查，以尽早发现治疗失败。

【参考文献】

1. 中国疾病预防控制中心性病控制中心，中华医学会皮肤性病学分会性病学组，中国医师协会皮肤科医师分会性病亚专业委员会．梅毒，淋病和生殖道沙眼衣原体感染诊疗指南（2020年）．中华皮肤科杂志，2020，53（3）：174-177.

2. CHEN S C, YUAN L F, ZHU X Y, et al. Sustained transmission of the ceftriaxone-resistant Neisseria gonorrhoeae FC428 clone in China. J Antimicrob Chemother, 2020, 75（9）: 2499-2502.

3. 袁柳凤，刘静，赵兴云，等．231例淋病患者临床特征及应用头孢曲松钠疗效．中华实验和临床感染病杂志（电子版），2022，16（1）：33-38.

（袁柳凤 整理）

病例 22
皮肤炭疽

病历摘要

【基本信息】

患者，男性，60岁。主因"右手食指皮肤破溃10天，出现黑色焦痂伴发热8天"入院。

现病史：10天前患者右手食指于枣林被木刺扎入，自行挤出，未做其他处理。9天前于当地牧场解剖病牛。8天前食指皮肤破溃处变大，周围组织肿胀浸润，溃疡中央形成黑色焦痂，境界清楚，焦痂周围皮肤红肿，疼痛不显著，偶有痒感。同时患者出现发热，体温最高达39℃，伴畏寒、寒战。于诊所静脉滴注头孢类抗生素后体温稍有下降，其余症状消退不明显。后当地医院以"局部皮肤感染"收入院治疗，予以头孢类药物抗感染治疗，体温降至正常，但皮肤破溃持续加重，焦痂范围扩大，并出现手指关节活动受限。为求进一步诊疗，转入我院。

既往史：平素健康状况良好，否认高血压、冠心病、糖尿病病史，否认其他传染病病史，否认食物、药物过敏史，否认手术、外伤史。

个人史：从事兽医职业，9天前曾解剖牧场病牛，该场接触病牛的多位职工都出现类似症状，无冶游史。吸烟10余年，20支/日，否认饮酒史。已婚，配偶及子女体健。

【体格检查】

体温38.5℃，脉搏80次/分，呼吸18次/分，血压130/90 mmHg。一般状态尚可，急性病容。心、肺、腹未见异常，腋窝可触及肿大淋巴结。双下肢无明显水肿，生理反射存在，病理反射未引出。

皮肤科查体：右手食指皮肤破溃，形成具有黑痂的浅溃疡，境界清楚，周边有小水疱，周围组织明显红肿（图22-1）。

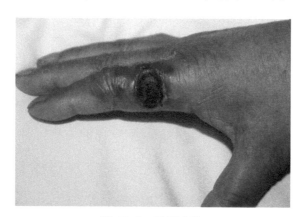

图22-1 手部皮肤

【辅助检查】

血常规：WBC 12.79×10^9/L，NE 8.34×10^9/L，MO 0.88×10^9/L，HCT 37.80%，PLT 338.0×10^9/L；肝功能：ALT 71.1 U/L，AST 46.9 U/L；

笔记

CRP 71.0 mg/L；结核抗体（−），布氏杆菌抗体虎红平板凝集试验（−）。

【诊断】

皮肤炭疽。

【治疗经过】

一般支持治疗：①卧床休息，隔离治疗，对其分泌物和排泄物及污染物进行消毒处理后统一处理；②退热，营养支持治疗。

病因治疗：环丙沙星 500 mg 口服，每日 2 次。

【随访】

患者口服环丙沙星治疗 2 周时，右手食指皮肤红肿消退。服药 4 周时，皮损处黑痂成块脱落，新生皮肤显露，此时停药。

病例分析

患者为中老年男性，急性病程，以皮肤红肿破溃及黑色焦痂为主要表现。皮肤损伤后，接触疑似感染炭疽杆菌的病牛，出现典型皮肤损害，即皮肤破溃中央坏死形成溃疡性黑色焦痂，周边有小水疱，附近组织出现较为广泛的非凹陷性水肿，同时有发热、头痛、手部关节肿痛、全身不适等伴发症状。实验室检查显示白细胞总数增高，以中性粒细胞为主。患者所处牧场同时出现多起类似病例。患者病原体培养未见炭疽杆菌，但结合体征、皮损表现及流行病学史，考虑诊断为皮肤炭疽。

皮肤炭疽是由革兰氏阳性需氧菌——炭疽杆菌引起的一种严重的人畜共患病。传染源常为感染炭疽的牛、羊、马等动物。直接接触感染动物尸体或畜牧产品是主要感染途径。该病多见于牧区，可呈地方性流行。本例患者为牧场员工，多名参与解剖患牛的同事均

笔记

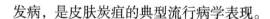

发病，是皮肤炭疽的典型流行病学表现。

炭疽杆菌感染人体后，通过其荚膜抵抗白细胞吞噬，进而在体内繁殖并致病。致病的毒性成分主要为：①荚膜；②水肿毒素；③致死毒素。当应用抗生素合理治疗后，炭疽杆菌虽然被杀死，但毒性成分仍暂时在体内存留，导致皮肤症状消失较慢。因此抗生素治疗的同时，对症支持治疗和局部皮损治疗也很重要。青霉素是该病的首选治疗药物，但目前已有对包括青霉素在内的多种抗生素耐药的菌株，而对喹诺酮类抗生素较少耐药，因此当青霉素治疗效果不佳或皮试阳性时，可及时更换为环丙沙星治疗。诊断上，患者的流行病学表现和暴露部位的无痛性干性坏疽表现可提示该病。细菌培养找到炭疽杆菌即可确诊。本例细菌培养阴性，考虑为入院前抗生素治疗导致；但根据典型的临床特点，按照皮肤炭疽诊治，得到了较好的效果。

该疾病不应用抗生素治疗的病死率可达 20% 以上，吸入型炭疽则更高；而早诊断、早治疗可显著降低病死率，改善预后。同时，隔离炭疽患者、深埋死畜、畜牧业高危人员注射疫苗等对减少疾病传播亦尤为重要。

吴焱教授病例点评

皮肤炭疽是一种由炭疽杆菌引起的人畜共患传染病，主要发生于牧民或与皮毛、肉食、畜产等职业有关的工作人员，牛、羊、骆驼、骡等食草动物是其主要传染源。本例患者从事兽医职业，9 天前曾解剖牧场病牛，该农场其他职工接触病牛后有类似症状，这从流行病学史方面来说，是非常重要的参考依据。本病的临床特征是

笔记

典型的暗红色血疱，随之破裂坏死，结成炭末样黑色干痂，周围软组织红肿显著，伴有轻重不等的全身症状，因此别名又叫恶性脓疱。治疗上除抗生素和抗炭疽血清外，局部伤口处理也很重要。

【参考文献】

1. 张恩民，张慧娟，贺金荣，等 . 2017—2019 年我国炭疽流行特征及炭疽芽胞杆菌分子分型分析 . 中华预防医学杂志，2022，56（4）：422-426.

（王雪　赵天威　整理）

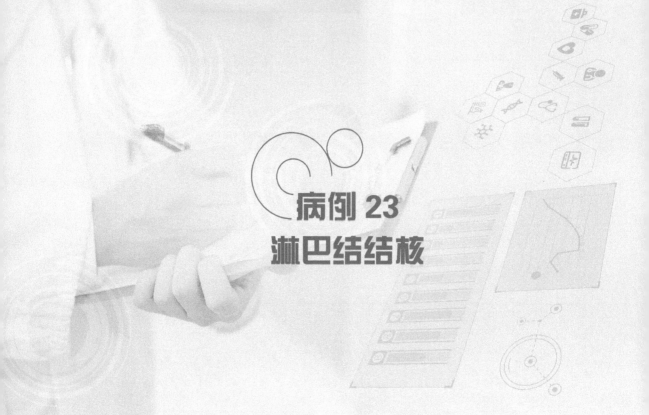

病例 23
淋巴结结核

病历摘要

【基本信息】

患者，男性，32 岁。主因"左侧颈部肿物 1 周，伴疼痛"就诊。

现病史：1 周前患者左侧颈部无明显诱因出现肿物，伴轻微疼痛，无发热、咳嗽、咳痰、胸闷、喘憋等，为进一步诊治来我院皮肤科门诊就诊。

既往史：发现 HIV 阳性 6 年，服用替诺福韦、拉米夫定、洛匹那韦 / 利托那韦治疗 2 个月。

个人史：有同性性行为史。

【体格检查】

体温 37.2 ℃，脉搏 80 次 / 分，呼吸 22 次 / 分，血压 120/80 mmHg。

笔记

发育正常，神清，精神可，颈软无抵抗，心、肺、腹未见异常，双下肢不肿，生理反射存在，病理反射未引出。

皮肤科查体：左侧颈部可见直径约 3 cm 大小肿块，表面发红，有触痛，有波动感（图 23-1）。

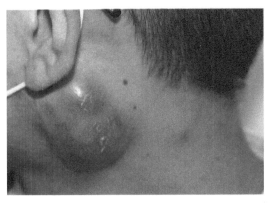

图 23-1　颈部肿物

【辅助检查】

血常规：WBC 4.84×10^9/L，RBC 4.79×10^{12}/L，HGB 147 g/L，PLT 289×10^9/L。

血沉：16 mm/h。

痰结核分枝杆菌核酸：阴性。

血分枝杆菌培养：阴性。

γ- 干扰素释放试验：阳性。

HIV 病毒载量（服药前）：527 626 copies/mL。

$CD4^+T$ 淋巴细胞计数（服药前）：59 个 /μL。

$CD4^+T$ 淋巴细胞计数（HAART 2 个月后）：189 个 /μL。

胸部 CT 平扫：双肺多发结节灶，炎性肉芽肿可能性大。

左侧颈部肿物超声检查：左侧颈部可见低回声，范围约 26 mm × 16 mm，边界清，形态不规则，内有流动感，后方回声增强，

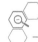

周边可见丰富血流信号。

左侧颈部肿物针吸涂片：镜下见干酪样坏死物及大量中性粒细胞，结合特殊染色考虑为淋巴结结核。特染结果：PAS（−），六胺银染色（−），抗酸染色（＋），结核杆菌荧光定量 PCR（＋）。分枝杆菌菌种鉴定基因检测：结核分枝杆菌复合群（＋）。

【诊断】

艾滋病，淋巴结结核。

【治疗经过】

给予异烟肼、利福平、乙胺丁醇、吡嗪酰胺治疗。

病例分析

本例患者为青年男性，发现 HIV 感染 6 年，CD4$^+$T 淋巴细胞计数低于 200 个 /μL，左侧颈部淋巴结穿刺活检及 PCR 提示结核分枝杆菌感染，故诊断艾滋病、淋巴结结核。

结核病目前仍在世界范围内流行。结核分枝杆菌可以在人体许多器官、组织内生存和播散。结核感染以肺结核最为常见，肺外结核以淋巴结结核多见，颈部淋巴结结核是最常见的肺外结核。淋巴结结核是由结核分枝杆菌经淋巴循环、血液循环或邻近病灶侵入淋巴结引起的慢性炎症，多以淋巴结肿大为首要表现。

淋巴结结核病理改变可分为 4 个阶段：①淋巴组织增生，形成结节或肉芽肿；②淋巴结内干酪样坏死液化；③淋巴结包膜破坏，互相融合，合并淋巴结周围炎；④干酪样物质穿破至周围软组织形成冷脓肿或窦道。相对于肺结核，淋巴结结核患者早期结核中毒症状不典型，多仅表现为单侧单发或多发无痛肿块，因此不易与淋巴结炎、恶性淋巴瘤及颈部转移癌等相鉴别，早期容易造成漏诊误诊。

　　艾滋病患者免疫功能降低，常合并各种机会性感染，其中结核感染是其最常见的机会性感染之一。艾滋病和结核病作为全球两大公共卫生问题，在流行病学和发病机制上互相影响，结核已经成为我国艾滋病患者死亡的首要原因。HIV 和结核杆菌双重感染时互相促进疾病进展、恶化，易致死亡。若 HIV 病毒载量控制不理想则患者的 CD4[+]T 淋巴细胞将会持续减少，导致免疫功能不断下降，结核迅速加重或扩散，因此在控制结核的同时一定要正规给予抗 HIV 治疗。本例患者发现 HIV 阳性 6 年，但未积极治疗，导致结核的感染及加重。

　　本例患者接受异烟肼、利福平、乙胺丁醇、吡嗪酰胺抗结核治疗，治疗过程中出现肝功能异常，给予保肝降酶等处理。抗结核治疗及 HAART 过程中要密切监测药物副作用，监测血常规、肝肾功能等。

伦文辉教授病例点评

　　我国是仅次于印度的第二大结核病流行国，虽然近年来肺结核的发病率逐渐减少，但罹患肺结核和肺外结核的人群依然庞大。其中 HIV 感染者和艾滋病患者是肺外结核病的高发人群。本例患者为艾滋病合并淋巴结结核，这类患者外周血 CD4[+]T 淋巴细胞计数一般比较低，可能同时合并其他机会性感染，可用细针穿刺的方法做冰冻病理检查诊断。因为这类患者伤口不容易愈合，一般不用创伤较大的手术活检，同时要与艾滋病患者高发的淋巴瘤相鉴别。治疗要遵循艾滋病合并肺外结核的治疗原则，做到足量、足疗程治疗，更重要的是及时启动抗 HIV 治疗。

【参考文献】

1. 卢亦波，周静如，莫移美，等．艾滋病并发颈部淋巴结结核的临床特征及 CT 表现．中国防痨杂志，2020，42（1）：31-37.

2. 高璐珏，黄子慧，王新方，等．淋巴结结核 1082 例临床分析．中国感染与化疗杂志，2021，21（5）：505-511.

（袁柳凤　整理）

病例 24
大面积体癣

病历摘要

【基本信息】

患者，男性，65岁。主因"躯干左侧及双下肢近端多发红斑伴瘙痒3年"就诊。

现病史：患者3年前躯干左侧及双下肢近端出现片状暗红斑，伴瘙痒，自行外用药（具体不详）治疗后未见好转。皮疹逐渐增多并向周围扩大蔓延，广泛分布于左侧腰腹部、双股近端、臀部，伴脱屑，瘙痒明显。为进一步诊治就诊于我院。患者自发病以来精神好，饮食可，大小便正常，体重无明显减轻。

既往史：平素健康状况一般，有糖尿病病史，口服二甲双胍1片、每日3次，阿卡波糖1片、每日3次。血糖控制不佳，监测不规律，

笔记

餐后血糖最高可至 15.52 mmol/L。有高血压病史，口服吲达帕胺、坎地沙坦治疗。否认冠心病、肾病病史，否认其他传染病病史，否认食物、药物过敏史，否认手术、外伤及输血史。

个人史：无地方病疫区居住史，无传染病疫区生活史，无冶游史，否认吸烟史，否认饮酒史，已婚，育有 1 子，其子患有高血压、糖尿病。

【体格检查】

体温 36.3 ℃，脉搏 76 次 / 分，呼吸 20 次 / 分，血压 140/75 mmHg。神清，查体合作，全身浅表淋巴结未及异常肿大。颈软无抵抗。双肺呼吸音粗，未闻及干湿啰音及胸膜摩擦音。心律齐，未闻及病理性杂音。腹部平坦，全腹无压痛及反跳痛，移动性浊音阴性。四肢、关节未见异常，活动无受限，双下肢无水肿，双侧 Babinski 征阴性。

皮肤科查体：左侧腰腹部、双股近端、臀部均可见大片环形暗红斑，少许脱屑，境界清楚，边缘可见红色丘疹、抓痕，部分皮疹中央趋于消退，可见色素沉着（图 24-1，图 24-2）。

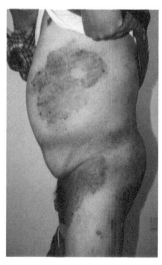 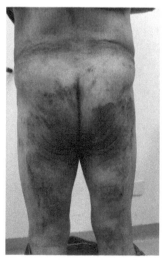

图 24-1　躯干及股部　　图 24-2　臀部及双大腿屈侧

【辅助检查】

皮损真菌镜检：阴性。

真菌培养：可见真菌生长。

肾功能：UREA 5.02 mmol/L，CREA 70.2 μmol/L，UA 416 μmol/L，GFR 94.09 mL/（min · 1.73 m^2）。

餐后 2 小时血糖：10.87 mmol/L。

【诊断】

体癣。

【治疗经过】

由于患者皮损面积较大且血糖控制不佳，给予外用药和系统用药联合治疗。口服特比萘芬片 250 mg，每日 1 次，1 个月；外用酮康唑乳膏，每日 2 次，1 个月。

【随访】

患者治疗期间每 2 周随访 1 次，皮疹消退明显。疗程结束时，皮疹基本消退，原感染部位仍留有色素沉着。治疗结束后 1 年随访，患者皮疹部位色素沉着基本消退，未再复发。

病例分析

患者老年男性，慢性病程，主因"躯干左侧及双下肢近端多发红斑伴瘙痒 3 年"于我院就诊。皮疹分布于左侧腰腹部、双股近端、臀部，呈大片环形暗红斑，真菌培养阳性，血糖高。根据临床表现、实验室检查，体癣诊断明确。患者因糖尿病血糖控制不佳，导致皮疹面积明显扩大，故采取了较为积极的治疗方案。

体癣的致病真菌种类较多，红色毛癣菌和须癣毛癣菌为最常见的病原真菌。红色毛癣菌在腰背部、手臂、躯干较多见，常伴瘙痒症状，容易复发泛发。须癣毛癣菌易感染面部及下肢，炎症反应较重，可产生深在损害。体癣通常只侵犯皮肤浅层；但当患者血糖控制不佳或者处于免疫抑制状态时，感染面积可明显扩大，甚至出现深部感染及系统感染。该例患者皮损范围明显大于正常，积极治疗可减少出现深部感染及系统感染的风险。

体癣在世界范围内均有流行，可通过接触感染的人、动物及含有致病真菌的土壤造成传播。因此注意避免与患者密切接触，避免共用衣物、寝具、毛巾，注意宠物的卫生健康，这些均对避免传播非常重要。

体癣常需要与皮炎湿疹类疾病、玫瑰糠疹、环状肉芽肿等疾病鉴别。相较于皮炎湿疹类疾病，典型体癣境界清楚、逐渐扩大、皮疹中央趋于消退、一般无明显渗出。相较于玫瑰糠疹，体癣可逐渐扩大、进展缓慢、病程较长。相较于环状肉芽肿，体癣皮疹表面常较粗糙、可有脱屑、可出现大面积皮疹。由于体癣为感染性疾病，与皮炎湿疹等疾病在治疗上有一定冲突，当无法通过临床表现明确鉴别时，真菌镜检和培养十分重要。必要时，可以通过组织病理活检明确诊断。

体癣的治疗主要以外用药为主，包括抗真菌外用药，如特比萘芬乳膏、酮康唑乳膏，以及溶解角质外用药如水杨酸酊剂、间苯二酚软膏。当患者有糖尿病、免疫缺陷病或者应用免疫抑制药物时，皮损面积常较大，外用药治疗困难，病情易迁延。应当在努力控制基础病、恢复患者免疫功能的基础上，应用系统性抗真菌药治疗，如特比萘芬、伊曲康唑、氟康唑等。体癣通常治疗效果好，但容易复发，故治疗应当足量、足疗程，减少复发可能。本例患者经过充分治疗后，随访期间未见复发。

伦文辉教授病例点评

　　体癣是最常见的皮肤病，在皮肤科的门诊中非常常见，一般具有季节性，夏季炎热潮湿的环境有利于体癣的发生。这是一大面积体癣病例。大面积体癣一般是由于治疗不当引起，如误诊为湿疹，长时间使用了激素类药膏；还有一类患者是由于自身免疫力降低引起，如糖尿病患者、口服激素或免疫抑制剂的患者及艾滋病患者等。体癣的治疗不当多数是由于误诊，所以怀疑体癣要及时做真菌镜检和真菌培养，只要诊断正确了，治疗并不困难。面积小者可以仅外用抗真菌药物治疗；如果累及面积过大，需要口服药物治疗，伊曲康唑、特比萘芬等，这些都是常用的治疗大面积体癣的系统用药。

【参考文献】

1. VAN DER VALK P，MELCHERS W，VERWEIJ P E. Diagnosis of suspected superficial fungal infections. Ned Tijdschr Geneeskd，2022，166：D6290.

2. KOVITWANICHKANONT T，CHONG A H. Superficial fungal infections. Aust J Gen Pract，2019，48（10）：706-711.

（赵天威　整理）

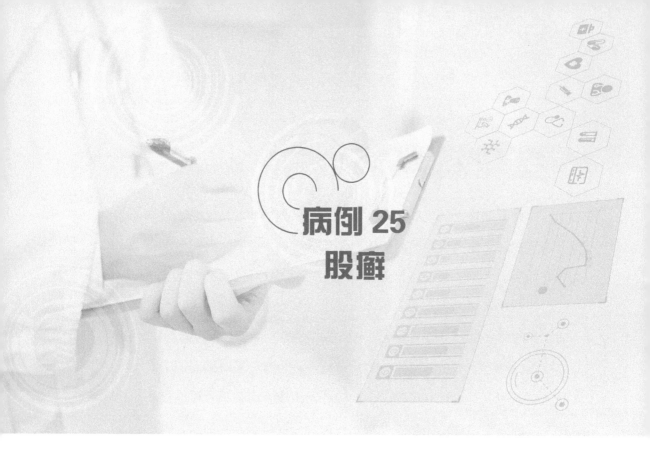

病例 25
股癣

病历摘要

【基本信息】

患者，男性，28岁。主因"双侧大腿根部皮疹伴瘙痒近6个月"就诊于皮肤科门诊。

现病史：患者6个月前无明显诱因于双侧腹股沟部皮肤出现鸡蛋大小圆形红斑，境界清楚，伴轻度瘙痒，自行使用"糠酸莫米松软膏"外涂于皮疹后，皮疹未见好转，并且逐渐扩大、向周围蔓延，迁延至双侧大腿前内侧及阴阜，瘙痒明显，伴有脱屑。

既往史：否认高血压、冠心病、糖尿病病史，否认其他传染病病史，否认食物、药物过敏史，否认手术、外伤及输血史。

个人史：无地方病疫区居住史，无传染病疫区生活史，无冶游

笔记

史，否认吸烟史，否认饮酒史。

【体格检查】

体温 36 ℃，脉搏 60 次 / 分，呼吸 16 次 / 分，血压 130/80 mmHg。神志清楚，精神佳，营养好，自主体位，查体合作，全身浅表淋巴结未触及肿大。头颅无畸形，双睑结膜无苍白，巩膜无黄染。双侧瞳孔等大等圆，对光反射灵敏。颈软，无抵抗，甲状腺无肿大。胸廓对称无畸形，胸骨无压痛；双侧呼吸音清，未闻及干湿性啰音。心律齐，未闻及病理性杂音。腹软，全腹无压痛，无肌紧张及反跳痛，肝脾肋下未触及，肝区及肾区无叩击痛。脊柱、四肢无畸形。肌力正常，肌张力正常，生理反射存在，病理反射未引出。

皮肤科查体：双侧大腿根部及阴阜可见半环形境界清楚的红色斑片，以腹股沟及大腿内侧为主，面积约 10 cm × 20 cm 大小，其上散在少许丘疹、丘疱疹，部分丘疹、丘疱疹在边缘处融合成片，皮损中央近腹股沟处有深褐色色素沉着，倾向愈合，伴有鳞屑（图 25-1）。

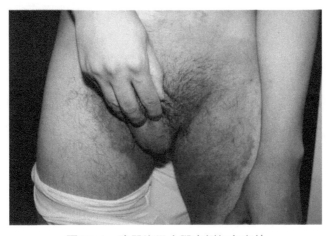

图 25-1　腹股沟及大腿内侧红色斑片

【辅助检查】

真菌直接镜检：阳性。

【诊断】

股癣。

【治疗经过】

外用酮康唑乳膏，每日2次，治疗1个月。患者皮损面积较大，且肝功能正常，给予口服特比萘芬片250 mg，每日1次，疗程为2周。

【随访】

患者治疗期间每2周随访1次，皮疹消退明显。疗程结束时，皮疹基本消退，原感染部位仍留有色素沉着。治疗结束后3个月随访，患者皮疹未复发。

病例分析

本例患者为青壮年男性，慢性病程，皮损局限于双侧腹股沟及阴阜，为环形或半环形红斑鳞屑性皮损，中央趋于愈合，边缘活跃，有散在丘疹和丘疱疹，自觉瘙痒症状显著，外用糖皮质激素药膏后皮损无好转并出现加重，真菌直接镜检阳性。根据患者典型皮损表现、好发部位及实验室检查结果，不难明确诊断为股癣。

股癣是特指发生在腹股沟、会阴、肛周和臀部的皮肤癣菌感染，属于发生在特殊部位的体癣，是一种真菌性皮肤疾病。皮肤癣菌种类繁多，约有40余种，能够致病的有20余种。在我国，根据流行病学调查资料显示，体股癣主要由红色毛癣菌和须癣毛癣菌引起，通过直接或间接接触传染，或由原有手癣、足癣、甲癣等蔓延而引发。高温、潮湿、肥胖多汗、免疫功能低下等是体股癣的诱发因素。

在临床工作中需要和亚急性湿疹、反向银屑病、念珠菌性间擦疹、细菌所致红癣等其他皮肤疾病相鉴别。体股癣可继发于或合并

笔记

手足癣或甲癣，不能遗漏原发病及合并疾病的治疗。应用糖皮质激素治疗后形成难辨认癣或本身存在恶性肿瘤、HIV 感染的免疫缺陷人群的皮损临床表现不典型，容易误诊误治。

虽然在许多皮肤疾病中将外用糖皮质激素药物作为一线用药，但是诊断不明时不能滥用糖皮质激素药物，真菌性皮肤疾病误用糖皮质激素药物治疗后可能出现皮损加重的情况。长期使用糖皮质激素可导致机体免疫防御功能降低，患者常常并发细菌、病毒和真菌感染，特别是在原有感染的基础上，可加重病情、扩大皮损。

因此，当皮肤病临床表现不典型、诊断不明时要依据病原学检查辅助诊断。可以取皮损边缘的鳞屑进行真菌直接镜检，免疫荧光染色法能提高真菌镜检的阳性率。为降低假阴性率可以进行真菌培养与菌种的鉴定，也方便后续针对性用药。不建议做伍德灯和组织病理检查：体股癣在伍德灯下无明显荧光反应；除非疑诊皮肤癣菌肉芽肿，一般不做组织病理。另外，可以使用皮肤镜检查协助诊断。体股癣的皮肤镜检查通常表现为红色基底上沿皮纹分布的点状血管，边缘可见环状薄层白色卷曲状鳞屑，有时可观察到毳毛受累，呈螺旋状或条形码样改变。

📋 吴焱教授病例点评

股癣作为真菌感染性皮肤病，是临床常见的疾病。但有些患者症状可能不典型，或合并细菌感染，或外用激素等药物导致形态改变，或多种药物治疗，或过度搔抓等，都会出现诊断错误的情况，如果误以为是湿疹等，给予激素类药物治疗，可能会加重病情。比较简单可靠的方法是做皮屑的真菌镜检，若能发现菌丝或孢子，就易于诊断。另外，如果患者诉外用激素类药物后病情加重，本身其实也可作为诊断性治疗的依据。除外用抗真菌药物外，症状严重者可加用抗真菌药物口服治疗，但要注意副作用。

【参考文献】

1. 中国体癣和股癣诊疗指南工作组 . 中国体癣和股癣诊疗指南（基层实践版 2022）. 中国真菌学杂志，2022，17（3）：177-182.

2. 朱仁衡，雷田兵，刘官智，等 . 泛发性体癣与体（股）癣患者致病相关因素比较 . 中国麻风皮肤病杂志，2019，35（1）：28-31.

（袁娜　伦文辉　整理）

病例 26
面部孢子丝菌病

病历摘要

【基本信息】

患者，女性，46岁。主因"右面部破溃伴痒感4个月"就诊。

现病史：患者4个月前右侧面部无明显诱因出现2处孤立溃疡，伴痒感，无明显疼痛、烧灼感。外用抗细菌感染药物等治疗无效，溃疡缓慢扩大。皮疹孤立、边缘较清，表面可有渗出、结痂，其余皮肤未见受累。为进一步诊治就诊于我院。患者自发病以来精神好，饮食可，大小便正常，体重无明显减轻。

既往史：平素健康状况可，否认高血压、冠心病、糖尿病、肾病病史，否认其他传染病病史，否认食物、药物过敏史，否认手术、外伤及输血史。

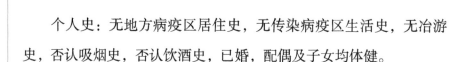

个人史：无地方病疫区居住史，无传染病疫区生活史，无冶游史，否认吸烟史，否认饮酒史，已婚，配偶及子女均体健。

【体格检查】

体温 36.3 ℃，脉搏 96 次 / 分，呼吸 22 次 / 分，血压 120/80 mmHg。神清，查体合作，全身浅表淋巴结未及异常肿大。颈软无抵抗。双肺呼吸音粗，未闻及干湿啰音及胸膜摩擦音。心律齐，未闻及病理性杂音。腹部平坦，全腹无压痛及反跳痛，移动性浊音阴性。四肢、关节未见异常，活动无受限，双下肢无水肿，双侧 Babinski 征阴性。

皮肤科查体：右侧面部可见 2 处孤立溃疡，边缘红肿高于皮面，中心可见分泌物及结痂。溃疡形状不规则，最大直径分别约为 1 cm、2 cm（图 26-1）。

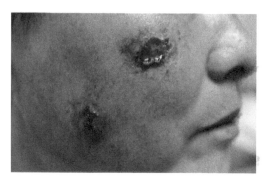

图 26-1　右侧面部 2 处孤立溃疡

【辅助检查】

溃疡分泌物真菌镜检：阴性。

溃疡分泌物真菌培养：孢子丝菌阳性。

【诊断】

面部孢子丝菌病。

【治疗经过】

给予盐酸特比萘芬片 250 mg，每日 1 次，治疗 3 个月。

【随访】

患者治疗期间每 2 周复诊，皮损逐渐愈合，直至完全消退。1 年后随访，患者未再复发。

病例分析

患者为中年女性，慢性病程，主因"右面部破溃伴痒感 4 个月"于我院就诊，外用抗细菌感染药物治疗无效，实验室检查示分泌物培养发现孢子丝菌，因而诊断为孢子丝菌病。

孢子丝菌病为双相真菌——申克孢子丝菌感染皮肤、皮下组织及附近淋巴管造成。申克孢子丝菌通常存在于土壤中，通过接触皮肤伤口而接种。该病的病程与感染者的免疫情况相关。免疫功能正常的初次感染者，常会导致附近淋巴组织受累，典型的皮损为沿淋巴管分布的结节或溃疡。而既往感染者再次感染时，因其具备一定免疫能力，淋巴组织一般不会受累，典型皮肤表现为感染部位结节、溃疡或肉芽肿性斑块。免疫受损的感染者则可能出现播散性孢子丝菌病。孢子丝菌可以造成多部位同时感染，如本例患者为面部邻近 2 处皮肤感染。当发现远距离多发皮损时，应注意与播散性孢子丝菌病鉴别，了解患者的免疫情况及感染方式，以便选择合适的治疗方法，判断预后。

孢子丝菌病病因及临床表现比较典型，诊断通常不难。若皮损分泌物中检出孢子丝菌，即可确诊。该病需与非典型分枝杆菌感染及多种肉芽肿性疾病鉴别，需要通过患病病因、病原学检查进行鉴别。

孢子丝菌病的治疗：① 10% 碘化钾溶液：口服，每次 10 mL，每日 3 次，疗程一般为 2 ～ 3 个月。该疗法因价格低廉、疗效较好而被广泛应用。但碘化钾可能会导致胃肠不适、甲状腺功能低下甚至肺结核播散等情况，故用药前应谨慎评估。②特比萘芬、伊曲康唑：疗程为 3 ～ 6 个月。用药期间应定期复查肝肾功能等常规指标。③两性霉素 B：对孢子丝菌病效果好，但其毒性较大，不良反应常见，故常用于严重的孢子丝菌病，且用药时要密切评估患者身体耐受程度。本例患者碘化钾不耐受，且周围淋巴管及周身组织器官均未受累，病情较轻，不必用两性霉素 B 治疗，遂选用耐受性较好的特比萘芬口服治疗，治疗期间未发现药物副作用。

孢子丝菌病预后好，但常因患者日常习惯导致复发，故应嘱患者在进行田间劳动、园艺工作等易感染的行为时做好物理防护。

伦文辉教授病例点评

该病例是面部的孢子丝菌感染。孢子丝菌病是常见的真菌感染性疾病，在东北的农村地区比较多见。该病是孢子丝菌引起的皮肤及皮下组织的慢性感染，可沿着淋巴系统扩散，严重时可以累及多个脏器。常见的有 2 种类型，一种是淋巴管型孢子丝菌病，常发生于手指或手背部；另外一种是固定型孢子丝菌病，常发生于面部、颈部、躯干等部位。固定型孢子丝菌病患者往往来自于孢子丝菌流行地区，既往接触过孢子丝菌，身体有一定的抵抗力，这类患者往往不会发生淋巴管的播散，本病患者就属于这种类型。口服碘化钾结合外用药物是首选治疗方案，一般疗程要 6 周以上方可治愈。碘化钾治疗之前最好筛查一下结核，该药会造成结核菌的扩散。对碘化钾不耐受的患者可以选用伊曲康唑或两性霉素 B 等药物治疗。

【参考文献】

1. MCGUINNESSS L，BOYD R，KIDD S，et al. Epidemiological investigation of an outbreak of cutaneous sporotrichosis，Northern Territory，Australia. BMC Infect Dis，2016，16：16.

2. DE ALMEIDA A J，NAHN JÚNIOR E P，VIEIRA DA MOTTA O，et al. Diagnosis of human sporotrichosis in Campos dos Goytacazes，Rio de Janeiro，Brazil. J Infect Dev Ctries，2019，13（8）：768-772.

3. 中华医学会皮肤性病学分会真菌学组，中国医师协会皮肤科医师分会医学真菌亚专业委员会，中西医结合学会皮肤性病专业委员会真菌学组. 孢子丝菌病诊疗指南. 中华皮肤科杂志，2016，49（7）：456-459.

（赵天威　整理）

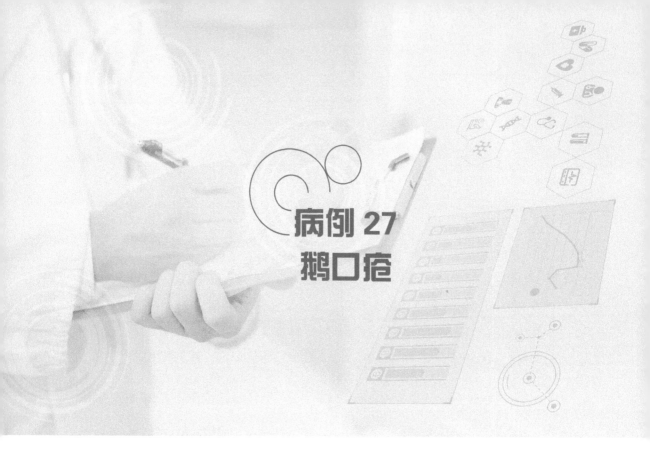

病例 27
鹅口疮

病历摘要

【基本信息】

患者，男性，60岁。主因"咳嗽、咳痰、口腔黏膜白斑1个月，发热1周"入院。

现病史：患者1个月前无明显诱因出现咳嗽（咳白痰），口腔黏膜白斑，伴咽痛，未诊治。1周前在上述症状基础上出现发热、盗汗，体温38 ℃左右，外院发现HIV抗体阳性，为进一步诊治来我院。

既往史：2型糖尿病病史10年，曾使用胰岛素降糖，但自行停用。否认高血压、冠心病、肾病病史，否认其他传染病病史，否认食物、药物过敏史，否认手术、外伤及输血史。

个人史：无地方病疫区居住史，无传染病疫区生活史，否认吸烟史，否认饮酒史。离异，有冶游史。

【体格检查】

体温 37.8 ℃，脉搏 90 次 / 分，呼吸 22 次 / 分，血压 110/70 mmHg。消瘦，神志清，全身浅表淋巴结未触及异常肿大。颈软无抵抗，咽部充血，双侧扁桃体无肿大，未见脓性分泌物。双肺呼吸音粗，左下肺呼吸音未闻及。心律齐，未闻及病理性杂音。腹部凹陷，全腹无压痛及反跳痛，腹部未触及包块，肝脾肋下未触及，移动性浊音阴性，双下肢无水肿。

皮肤科查体：口腔黏膜满布较厚白斑，可刮除（图 27-1）。

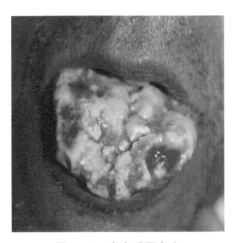

图 27-1　患者舌面白斑

【辅助检查】

血常规：WBC 1.9×10^9/L，RBC 3.61×10^{12}/L，HGB 93 g/L，PLT 87×10^9/L。

血沉：31 mm/h。空腹血糖：6 mmol/L。糖化血红蛋白：5.9 %。

血生化：TP 57.9 g/L，ALB 23.9 g/L。

痰培养：铜绿假单胞菌。

HIV 抗体：确证试验阳性。HIV 病毒载量：246 853 copies/mL。CD4$^+$T 淋巴细胞计数：7 个 /μL。巨细胞病毒核酸定量：1.69×10^3 copies/mL。

胸部 CT：双肺感染病变；多发肺含气囊腔，局部破入胸腔形成左侧气胸；双肺上叶、右肺中叶继发性肺结核，以斑片、结节为主；纵隔淋巴结肿大；两侧胸腔少量积液，心包积液。

【诊断】

艾滋病，鹅口疮，肺部细菌感染，继发性肺结核，结核性胸膜炎，结核性心包炎，气胸，巨细胞病毒血症，2 型糖尿病。

【治疗经过】

入院后给予对症支持治疗，氟康唑抗口腔真菌治疗，头孢噻肟舒巴坦抗肺部细菌感染、抗结核治疗，膦甲酸钠抗巨细胞病毒治疗。氟康唑 100 mg，每日 1 次，治疗第 5 天后口腔黏膜白斑消失，治疗 12 天后停用。

【随访】

患者为艾滋病晚期，有多种并发症，病情危重，患者家属放弃治疗，入院后第 28 天死亡。

病例分析

本例患者为老年男性，HIV 抗体确证试验阳性，HIV 病毒载量高，CD4$^+$T 淋巴细胞计数极低，消耗症状，口腔白斑可刮除，故诊断艾滋病、鹅口疮。

鹅口疮又称急性假膜性念珠菌病，是由念珠菌属感染所引起的口腔黏膜急性假膜性损害，是口腔念珠菌病的一种常见表现形式，多累及老人、婴幼儿及免疫功能低下者，尤其是艾滋病患者。一般起病急，进展快，在颊黏膜、上颚、咽、牙龈、舌等部位出现凝乳状白色斑片，紧密附着于黏膜表面，假膜不易刮除，用力剥离假膜后露出潮红糜烂面。常伴有口角炎、唇炎（红斑、皲裂、浸渍），取膜状物镜检可见假菌丝及孢子。

近年来，随着免疫抑制剂、广谱抗生素和抗肿瘤药物的大量应用及器官移植、导管插管、放疗技术的应用，特别是艾滋病发病率的不断升高，鹅口疮发病率也在逐年增加。尽管鹅口疮患者主观症状及临床体征相对较轻微，但其常是深部感染的早期表现及系统感染的重要提示，特别是对于 HIV 阳性感染者，其常用来作为判断疾病进程的一个重要指标。因此鹅口疮的早期诊断、早期治疗不仅可以减轻患者不适、缩短疾病进程，同时可有效防止念珠菌菌血症的发生，特别是在重症患者和免疫缺陷患者中，可有效降低发病率及致死率。

鹅口疮需要与毛状白斑、口腔扁平苔藓等进行鉴别。毛状白斑多与 EBV 感染相关，是发生于口腔黏膜的白色毛绒状病变，在舌侧缘一侧或两侧，也可发展至舌背或腹侧，微隆起，境界不清，不能刮除，常见于艾滋病患者。口腔扁平苔藓是一种慢性炎症性口腔黏膜疾病，表现为紫白色条纹或者斑块，病理可见基底细胞液化变性及真皮内淋巴细胞带状浸润等。

鹅口疮治疗包括口服抗真菌药物（如氟康唑）或外用抗真菌药物（如克霉唑溶液或者制霉菌素溶液）或碳酸氢钠漱口水漱口等。本例患者艾滋病晚期，口腔黏膜白斑严重，氟康唑治疗后效果显著，但患者合并多种并发症，最终放弃治疗并死亡。

笔记

伦文辉教授病例点评

　　这是一例非常严重的艾滋病合并口腔白色念珠菌感染的病例，出现这么严重的口腔念珠菌感染，通常 CD4$^+$ T 淋巴细胞水平已经非常低下。口腔白色念珠菌感染也叫鹅口疮，儿童常见，也是艾滋病非常常见的机会性感染。一般在外周血 CD4$^+$ T 淋巴细胞计数小于 350 个 /μL 就可以发生，但是免疫力不同的患者的临床表现轻重程度也不一样。细胞免疫水平较高的患者症状比较轻，随着细胞免疫水平的下降，发生口腔念珠菌感染的概率增加，临床表现也会越加严重。很多患者不但有口腔的念珠菌感染，往往还伴随食管壁的念珠菌感染，可以表现出吞咽困难、吞咽疼痛等临床症状。正是因为口腔念珠菌感染是艾滋病患者最常见的机会性感染，在接诊艾滋病患者的时候，一定要做口腔检查，观察是否有口腔黏膜念珠菌感染的发生。如果口腔念珠菌感染较轻，外用药治疗就可以了，一般常用制霉菌素甘油外涂；如果口腔念珠菌感染程度为中重度，需要进行系统治疗，氟康唑是常用药物。

【参考文献】

1. 张学军，郑捷. 皮肤性病学 . 9 版 . 北京：人民卫生出版社，2018：92-93.

2. 卢洪洲 . 艾滋病及其相关疾病常用药物与相互作用 . 上海：上海科学技术出版社，2020：4.

（袁柳凤　整理）

病例 28
艾滋病合并马尔尼菲篮状菌病

病历摘要

【基本信息】

患者，男性，30 岁。主因"发热、咳嗽、皮疹 1 个月"就诊。

现病史：患者 1 个月前无明显诱因出现发热，体温未测，发热以下午和夜间为主，伴咳嗽、少痰、盗汗，活动后出现心慌、憋气，此后颜面、躯干和四肢皮肤出现皮疹，至外院就诊查 HIV 抗体阳性，$CD4^+$ T 淋巴细胞 4 个 /μL，HIV 病毒载量 1.16×10^5 copies/mL，考虑艾滋病，遂转入我院进一步治疗。患者自发病以来，精神食欲差，体重下降 2.5 kg。

既往史：平素健康状况一般，否认高血压、冠心病、糖尿病病史，否认其他传染病病史，否认食物、药物过敏史，否认手术、外

141

伤及输血史。

个人史：半年前曾去过广州。无地方病疫区居住史，无传染病疫区生活史，否认吸烟史，否认饮酒史，未婚未育。

【体格检查】

体温 39.6 ℃，脉搏 113 次 / 分，呼吸 25 次 / 分，血压 120/80 mmHg。精神萎靡，右颈部可触及 1 枚肿大淋巴结，质软，无触痛，余浅表淋巴结未及异常肿大。口腔黏膜可见丘疹，颈软无抵抗，双肺呼吸音粗，未闻及干湿性啰音及胸膜摩擦音。心律齐，未闻及病理性杂音。全腹无压痛及反跳痛，腹部未触及包块，肝、脾、胆囊未触及，移动性浊音阴性。四肢、关节未见异常，活动无受限，双下肢无水肿，双侧 Babinski 征阴性。

皮肤科查体：颜面、躯干、臀部、四肢可见散在或密集分布多发丘疹，米粒至绿豆大小，疹上可见脐凹，部分破溃结痂（图 28-1，图 28-2）。

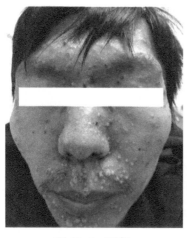
图 28-1　面部

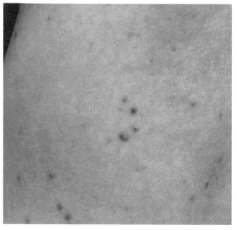
图 28-2　躯干

笔记

【辅助检查】

HIV 病毒载量：233 864 copies/mL。$CD4^+T$ 淋巴细胞计数：3 个 /μL。

血常规：WBC 2.87×10^9/L，NE% 91%，HGB 83 g/L，PLT 126.0×10^9/L。ESR 96 mm/h，CRP 23.1 mg/L。电解质 + 肾功能：K^+ 3.50 mmol/L，Na^+ 140.8 mmol/L，Ca^{2+} 1.92 mmol/L。

肝功能：ALT 163.2 U/L，AST 222.1 U/L。

肺炎支原体抗原：阳性；γ - 干扰素释放试验：0；肿瘤标志物：阴性；气管镜刷片：未见肿瘤细胞。

真菌 -D 葡聚糖：243 pg/mL。

血培养：马尔尼菲篮状菌。

病原学方面：支气管肺泡灌洗液（BALF）涂片抗酸染色、分枝杆菌 PCR、结核抗体均阴性，HSV- Ⅰ -IgM、HSV- Ⅱ -IgM、EBV-IgM、CMV-IgM、弓形虫 IgM/IgG 均阴性，血、脑脊液、BALF 的 CMV-DNA < 500 copies/mL，HBV-DNA、HCV-RNA 均阴性，新型隐球菌抗原、CSF/BALF 墨汁染色、CSF 隐球菌抗原均阴性。

BALF 涂片：见呼吸上皮细胞及少量炎细胞，个别组织细胞质内可见酵母样真菌，考虑深部真菌感染（图 28-3）；特染结果：PAS（+），六胺银染色（－），抗酸染色（－），CMV 荧光定量 PCR（－），分枝杆菌菌种鉴定基因检测（－）。

图 28-3　BALF 涂片

胸部 CT：右肺上叶及下叶少许炎症，抗感染治疗后复查；纵隔多发肿大淋巴结。

腹部 CT：肝、脾弥漫多发低密度灶，考虑肝脾结核可能，建议进一步检查；腹腔内及腹膜后多发肿大淋巴结，淋巴结核可能。

皮损组织病理：真皮层内组织细胞积聚，胞浆内可见较多孢子样菌，形态学不除外组织孢子菌感染；特染结果：PAS（＋），革兰氏染色（部分＋），六胺银染色（－），抗酸染色（－）。

【诊断】

艾滋病，马尔尼菲篮状菌病，细菌性肺炎。

【治疗经过】

入院后给予注射用头孢噻肟舒巴坦 4.5 g，静脉滴注，每天 2 次，抗细菌感染 14 天；注射用伏立康唑 240 mg，静脉滴注，每天 2 次，抗真菌治疗 7 天；注射用复方甘草酸苷 200 mg，静脉滴注，每天 1 次，保肝降酶；利可君 20 mg，每天 3 次，升高白细胞；养血饮口服液 10 mg，每天 2 次，纠正贫血；人血白蛋白 12.5 mg，静脉滴注，每天 1 次，纠正低蛋白血症。患者体温下降不明显，效果欠佳，加两性霉素 B 35 mg，静脉滴注，每天 1 次，进一步抗真菌治疗 7 天，两性霉素 B 加至足量后停伏立康唑。患者体温逐渐恢复正常，皮疹好转，复查血常规：WBC 3.56×10^9/L，NE% 82.81%，HGB 69.2 g/L，PLT 142×10^9/L。ESR 30 mm/h，CRP 7.9 mg/L，真菌 D-葡聚糖：10 pg/mL。肝功能：ALT 124.1 U/L，AST 69.7 U/L。

【随访】

患者及家属要求自动出院，返回当地继续治疗。

病例分析

　　患者为青年男性，慢性病程，主因"发热、咳嗽、皮疹 1 个月"入院。颜面、躯干、臀部、四肢可见散在或密集分布丘疹，疹上可见脐凹，部分破溃结痂。HIV 抗体阳性，HIV 病毒载量高，CD4+ T 淋巴细胞计数极低，血培养示马尔尼菲篮状菌阳性。皮肤病理及特殊染色考虑为马尔尼菲篮状菌。根据病史、临床表现、组织病理及免疫组化检查、实验室检查等，该患者艾滋病合并马尔尼菲篮状菌病诊断明确。治疗上启动 HAART，方案为依非韦伦、拉米夫定和替诺福韦，规律服药，同时给予注射用头孢噻肟舒巴坦抗细菌感染，注射用伏立康唑和两性霉素 B 抗真菌治疗，注射用复方甘草酸苷保肝降酶，利可君升高白细胞，养血饮口服液纠正贫血，注射用人血白蛋白纠正低蛋白血症。

　　马尔尼菲篮状菌是一种双相真菌，经常在 HIV 感染者和免疫功能低下者中出现。真菌在潮湿的气候中茁壮成长，与竹鼠密切相关，它们在地理上局限于南大洋，尤其是中国南部。在免疫功能低下者中，马尔尼菲篮状菌可以迅速扩散并引起全身播散性感染，如果不及时治疗，可能会致命。尽管大多数患者接受了抗真菌治疗，但其目前在全球的死亡率仍很高。

　　马尔尼菲篮状菌病是中国南方和东南亚地区艾滋病患者第二常见的侵袭性深部真菌病，也是南亚国家艾滋病患者中继肺结核和隐球菌病之后的第三大传染病。马尔尼菲篮状菌可引起局部真菌病，主要累及皮肤；还可引起骨髓、肺、肝、脾和淋巴结的播散性感染。目前，传播途径尚不清楚。一些研究表明，在雨季接触疫源地土壤、竹鼠粪便是人类感染的主要来源。

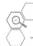

马尔尼菲篮状菌主要侵入单核巨噬细胞的网状内皮系统，巨噬细胞吞噬受感染的真菌并大量繁殖，含有真菌的巨噬细胞很容易通过淋巴和血液循环引起全身播散性感染，到达淋巴结、肝、脾、肺、骨髓和皮肤。播散性马尔尼菲篮状菌病起病急，可出现发热、畏寒、乏力、咳嗽、咳痰、咯血、贫血、体重减轻、肝脾增大、全身淋巴结肿大、骨损害等，皮肤多发性坏死性丘疹、传染性软疣样丘疹是其特征性表现。

胸部影像学可表现为弥漫性结节、磨玻璃影、胸腔积液、纵隔多发淋巴结肿大等，易与肺结核、肺隐球菌病、曲霉菌病等慢性感染性疾病和肺部恶性肿瘤相混淆。腹部影像学检查可表现为腹部和腹膜后淋巴结肿大、肝脾增大、腹水等。

血培养是诊断马尔尼菲篮状菌的金标准。外周血涂片、骨髓涂片和血培养相结合可能是最准确、最有效的马尔尼菲篮状菌检测方法，可为临床治疗节省宝贵的时间，降低死亡率和漏检率。

临床上需与组织胞浆菌病、肺结核、肝脓肿、隐球菌感染、利什曼原虫、卡氏肺孢子菌病等鉴别。

马尔尼菲篮状菌病的严重程度与患者免疫状态相关，免疫力低下时易引起播散性马尔尼菲篮状菌病和多系统病变。因此，确诊HIV感染后应尽早启动HAART。启动HAART的同时，HIV感染合并马尔尼菲篮状菌病患者应选用敏感抗真菌药物，且早期、足量、足疗程给药，避免复发。一般推荐两性霉素 B 0.6 mg/（kg·d）静脉滴注2周，后改为伊曲康唑 200 mg，每天 2 次，口服治疗 10 周，然后伊曲康唑 200 mg，每天 1 次，维持治疗直至 $CD4^+$ T 淋巴细胞计数＞100 个 /μL 且持续 6 个月。

该病临床表现复杂多样，影像学表现缺乏特异性。因此临床上对于不明原因的发热、盗汗，伴有消瘦、肝脾及淋巴结肿大、血小板减少、咳嗽、贫血、口腔白斑、特异性皮损等表现的艾滋病患者，应首先考虑马尔尼菲篮状菌病。临床表现及影像学提示肺结核，但抗结核治疗效果差甚至加重，合并其他器官损害时需考虑马尔尼菲篮状菌病。早发现、早诊断、早治疗是降低死亡率的关键。

伦文辉教授病例点评

　　该病例为一例艾滋病合并马尔尼菲篮状菌皮肤感染的患者。马尔尼菲篮状菌感染是艾滋病常见的机会性感染，其发生有一定的地域性，以东南亚地区的艾滋病患者最为常见，是我国广西、云南、四川等地的艾滋病患者常见的机会性感染之一。该病通常导致艾滋病患者的系统性感染，皮肤感染只是其表现之一。马尔尼菲篮状菌感染的皮肤表现具有特征性，皮疹中央具有脐凹，外观与传染性软疣类似，但其是一个实性丘疹，无法像传染性软疣那样挤出软疣小体。在临床上看到艾滋病患者皮肤上有这样的皮疹，要高度怀疑是否合并马尔尼菲篮状菌的感染，当然这还要结合艾滋病患者的流行病学史，询问患者是否到过马尔尼菲篮状菌的流行地区。马尔尼菲篮状菌的治疗首选两性霉素 B，之后用伊曲康唑维持治疗。

【参考文献】

1. PHILIP SRIDHAR R, COELHO V V, ROOPAVATHANA B, et al. Opportunistic penicilliosis infection causing intestinal obstruction in people living with HIV complicating antiretroviral therapy. BMJ Case Rep, 2020, 13（2）: e230121.

2. 朱学骏，王宝玺，孙建方，等．皮肤病学．4 版．北京：北京大学医学出版社，2019（3）：1436-1438.

（庞艳华　整理）

病例 29
艾滋病皮肤侵袭性真菌感染
——少根根霉

【基本信息】

患者，女性，49岁。主因"右臂皮疹伴疼痛1月余，双下肢皮疹5天"就诊。

现病史：患者1个月前因行髋关节手术于当地医院住院，其间出现右前臂针尖大小紫色皮疹伴疼痛，后逐渐出现肿胀，其间未进行处理，紫色皮疹扩大融合，伴有皮肤破溃发黑，伴有发热，体温最高37.9 ℃。半个月前于当地医院诊断为"根霉菌感染、局部皮肤感染"，10天内共行3次清创处理，并注射两性霉素B脂质体、头孢哌酮舒巴坦，口服泊沙康唑口服液抗感染治疗10天，体温降至正常，皮损未见明显好转。目前皮损蔓延至右前臂至腕关节和肘关节上10 cm处，

5 天前双下肢也出现紫癜样皮疹。昨日就诊于我院急诊，查血常规 WBC 10.57×10^9/L，LY% 13.22%，NE% 71.44%，RBC 3.69×10^{12}/L，HGB 115.00 g/L，PLT 192.00×10^9/L，CRP 7.8 mg/L，PCT 0.20 ng/mL。辅助性 T 细胞 $CD3^+CD4^+$ 185 个 /μL，Ratio 0.31，为进一步诊治入院。

流行病学史：20 年前有献血史。

既往史：平素健康状况一般，患丙型肝炎，应用索磷布韦维帕他韦治疗 3 个月，现已停药。患艾滋病 10 年，长期服用富马酸替诺福韦酯（TDF）1 片、每日 1 次，拉米夫定 1 片、每日 1 次，洛匹那韦利托那韦 2 片、每日 2 次。1 个月前因严重骨质疏松，停用 TDF。患腰间盘突出 3 年。髋关节置换术后。否认高血压、冠心病、糖尿病病史，否认其他传染病病史，否认食物、药物过敏史，否认外伤史。

个人及婚育史：农民，否认地方病疫区居住史，否认传染病疫区生活史，否认冶游史，否认吸烟史，否认饮酒史，已婚，子女体健。

月经史：14 岁月经初潮，5 ～ 7 天 /28 ～ 30 天，末次月经 45 岁，已绝经。

家族史：否认家族中有类似病患者，否认遗传病史、肿瘤史。

【体格检查】

体温 36 ℃，脉搏 60 次 / 分，呼吸 16 次 / 分，血压 130/80 mmHg。神志清楚，精神佳，营养好，自主体位，查体合作，全身浅表淋巴结未触及肿大。头颅无畸形，双睑结膜无苍白，巩膜无黄染。双侧瞳孔等大等圆，对光反射灵敏。颈软，无抵抗，甲状腺无肿大。胸廓对称无畸形，胸骨无压痛；双侧呼吸音清，未闻及干湿性啰音。心律齐，未闻及病理性杂音。腹软，全腹无压痛，无肌紧张及反跳痛，肝脾肋下未触及，肝区及肾区无叩击痛。脊柱、四肢无畸形。肌力正常，肌张力正常，生理反射存在，病理反射未引出。

皮肤科查体：右前臂腕关节和肘关节上 10 cm 处皮肤可见潜行性溃疡，深度可达深筋膜和肌肉，部分桡骨外露，溃疡面结焦痂和坏死。双下肢可见散在针尖大小紫色淤点，不融合，压之不褪色，表面无鳞屑及渗出（图 29-1）。

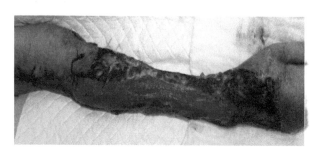

图 29-1　右上肢

【辅助检查】

肾功能：Na^+ 129.9 mmol/L，UREA 9.05 mmol/L，URCA 114.0 μmol/L，GLU 9.13 mmol/L，TCO_2 10.9 mmol/L。

肝功能：AST 12.8 U/L，GGT 58.3 U/L，ALP 146.4 U/L，CK 22.0 U/L，TCHO 7.98 mmol/L，HDL-C 2.04 mmol/L，LDL-C 5.44 mmol/L，ApoB 1.61 g/L，CRP 14.3 mg/L。

HIV 抗体阳性，HIV-RNA 未检测到。（超敏）HCV-RNA 测定未检测到。

ESR 53.0 mm/h，CRP 1.3 mg/L，PCT 0.07 ng/mL。HbAlc（门/急）5.2%，GA-L 12.32%，GA 0.39 g/L，ALB 3.63 g/dL。

分泌物真菌培养：少根根霉。

【诊断】

皮肤侵袭性真菌感染（少根根霉），艾滋病，双侧髋关节置换术后，慢性丙型病毒性肝炎，腰椎间盘突出，重度骨质疏松，陈旧性肋骨骨折。

笔记

【治疗经过】

给予两性霉素 B 抗感染治疗，皮损处换药。皮损处培养存在根霉菌感染，请积水谭医院专家会诊：患者右上肢破溃坏死 1 月余，考虑植皮风险较大，有右尺桡动脉、右肱动脉破裂风险及坏死组织致急性肾衰竭之风险，考虑右上臂中段截肢。

病例分析

本例患者所感染的致病菌为毛霉目中的根霉。毛霉目真菌为气生菌，可从正常人的皮肤、外耳道、痰中分离出来。根霉是条件致病菌，通常对人体无害，其致病的高危因素主要有糖尿病、恶性肿瘤、器官移植、化疗及免疫抑制剂的应用、去铁胺治疗或铁负荷过高、长期应用广谱抗生素、烧伤、外伤等。本例患者有艾滋病及丙型肝炎等基础疾病，1 个月前有关节置换的手术史，手术或使用包扎物污染也可能造成皮肤和皮下组织原发性毛霉菌感染。病原菌多为足样根霉和总状毛霉。

原发性皮肤毛霉菌病一般不经血行播散，预后较好。治疗的关键在于早期诊断。皮肤毛霉菌病的诊断主要依靠具有特征性的临床表现、病变部位真菌镜检和培养、组织病理活检发现特征性菌丝等。抗真菌药物的选择主要根据药敏结果而定，首选多烯类如两性霉素 B 及其脂质体进行抗真菌治疗。此外，去除潜在易感因素，适当的外科清创是很有必要的。

伦文辉教授病例点评

少根根霉是一种较为常见的丝状真菌，在自然界中广泛分布，

笔记

植物、动物和土壤中都可以检测到少根根霉的存在。少根根霉可以感染人类，是一种条件致病菌，多发生于糖尿病、免疫缺陷或肿瘤化疗的患者，感染与皮肤黏膜的损伤有密切关系。根据临床特点，可以分为鼻脑型、肺型、皮肤型、胃肠道型、肾型和播散型等，皮肤型的发病率居于第 2 位，多发生在四肢和面部等处。

　　本例患者没有糖尿病等常见的危险因素，却是 HIV 感染者，同时合并丙型病毒性肝炎，虽然已经接受多年的抗 HIV 治疗，目前 HIV 病毒载量检测不出来，但是毕竟存在免疫缺陷，是毛霉菌感染的易感人群。少根根霉生长的营养要求简单，环境适应能力强，生长迅速，一旦感染病情进展迅速。因为根霉菌容易侵袭血管，少根根霉菌还可以产生脂肪酶的产物，加强了其侵袭性，所以皮损处出现快速进展的糜烂、溃疡和坏死，坏死处往往结黑色的痂，这也是少根根霉菌感染的临床特征之一。

　　少根根霉感染诊断主要依靠真菌培养，其治疗比较困难，主要原因是少根根霉菌对多数药物不敏感。两性霉素 B 及其脂质体是首选的治疗药物，同时要结合局部清创治疗。如果治疗不及时，就面临截肢或感染扩散的风险。

【参考文献】

1. 罗益金，曾凡钦，黄晓雯，等 . 印度毛霉感染引起的原发性坏疽型皮肤毛霉病 . 皮肤性病诊疗学杂志，2014，21（3）：169-170.

2. 赵辨 . 中国临床皮肤病学 . 南京：江苏科学技术出版社，2010：624-625.

3. PETRIKKOS G，SKIADA A，LORTHOLARY O，et al. Epidemiology and clinical manifestations of mucormycosis. Clin Infect Dis，2012，54（1）：S23-S34.

笔记

（袁娜　闫会文　整理）

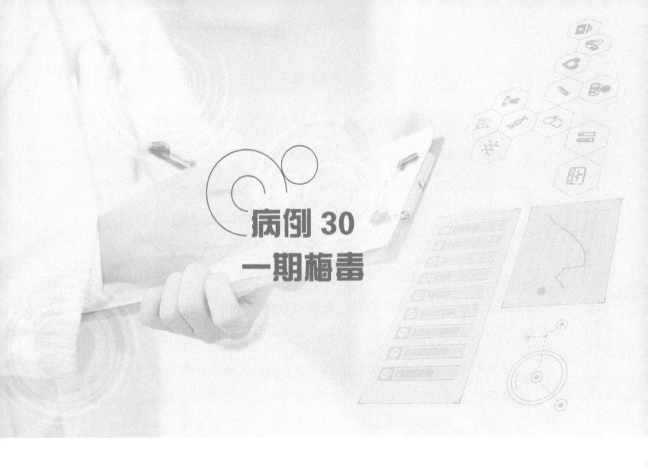

病例 30
一期梅毒

病历摘要

【基本信息】

患者，男性，62岁。主因"双侧腹股沟淋巴结肿大2个月，包皮水肿破溃1个月"入院。

现病史：患者2个月前双侧腹股沟出现淋巴结肿大，右侧约鸡蛋大小，左侧约蚕豆大小，可活动，伴压痛，无发热、头晕、腹痛、腹泻等不适，外院查血发现 RPR 1：64，梅毒特异性抗体阳性，给予静脉滴注头孢类抗生素治疗3天，现为进一步诊治来我院。患者自发病以来，精神欠佳，食欲降低，大便干结，体重无明显变化。患者自诉4年前有婚外性行为史，3个月前与妻子有性接触，其妻子梅毒血清学阴性。

既往史：否认高血压、冠心病、糖尿病病史，否认其他传染病病史，否认食物、药物过敏史，否认手术、外伤及输血史。

个人史：无地方病疫区居住史，无传染病疫区生活史，否认吸烟史，否认饮酒史，有冶游史。

【体格检查】

体温 36.6 ℃，脉搏 79 次 / 分，呼吸 18 次 / 分，血压 125/78 mmHg。神志清楚，正常面容，右侧腹股沟可触及单个鸡蛋大小的淋巴结，左侧腹股沟可触及单个蚕豆大小的淋巴结，边界清楚，活动度良好，压痛明显。颈软无抵抗。双肺呼吸音清，未闻及干湿啰音及胸膜摩擦音。心律齐，各瓣膜听诊区未闻及病理性杂音。腹部平坦，全腹无压痛及反跳痛，腹部未触及包块，肝、脾、胆囊未触及。双下肢无水肿，四肢肌力、肌张力正常。

皮肤科查体：阴茎包皮水肿，包皮近冠状沟处可见椭圆形鲜红色斑片，约 1 cm×2 cm 大小，边界清楚，表面糜烂、破溃，可见少量血性分泌物渗出，周边有灰白色痂（图 30-1）。

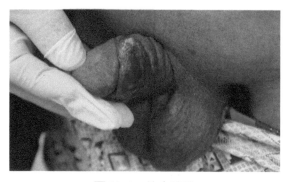

图 30-1　外生殖器

【辅助检查】

TRUST 阳性反应（1 ∶ 1），TPPA 阳性反应。

【诊断】

一期梅毒。

【治疗经过】

一般支持治疗：局部清洁干燥，避免继发感染。

病因治疗：给予苄星青霉素 240 万 U，分两侧臀部肌内注射，每周 1 次，共 3 次。

【随访】

治疗后患者皮疹愈合，症状消失，随访无复发，临床治愈。

病例分析

根据典型的硬下疳皮损及梅毒血清学阳性，本例患者一期梅毒诊断明确。

梅毒是由梅毒螺旋体感染引起的一种性传播疾病，其危害大，可侵犯全身各器官，被列为我国法定乙类传染病。根据临床表现梅毒可分为一期梅毒、二期梅毒和三期梅毒，对其进行分期有利于指导临床治疗和后续随访。

一期梅毒的典型表现为无痛、质硬、边缘较清楚、浸润感明显的浅在性溃疡，硬下疳多见于外生殖器部位，亦可见于口腔、直肠等生殖器以外部位。平均潜伏期为 21 天（9～90 天）。无论是否经过治疗，硬下疳从隆起性丘疹发展至溃疡到溃疡愈合的时间，为 3～10 周。一期梅毒早期血清学试验（如 RPR 和 TPPA）阳性率低，硬下疳出现后 1～4 周可在血中测出抗体，需 6～8 周后才全部为阳性。特异性抗体可比非特异性抗体早 1 周出现，TPPA 出现阳性略早于 RPR。

典型一期梅毒的诊断比较容易，主要依据流行病学史、潜伏期、典型临床表现及实验室检查进行确诊。由于非典型一期梅毒发病部位、皮损表现多样，容易造成临床误诊、漏诊。当患者皮损呈溃疡性损害表现时，应考虑梅毒的可能，此时需仔细询问病史并结合全身皮肤黏膜检查结果进行诊断。

《梅毒、淋病和生殖道沙眼衣原体感染诊疗指南（2020 年）》推荐的早期梅毒治疗方案为：苄星青霉素 240 万 U，分为两侧臀部肌内注射，每周 1 次，共 1 ～ 2 次。替代方案为头孢曲松 0.5 ～ 1 g，每天 1 次，肌内注射或静脉注射，连续 10 天。对青霉素过敏者可以口服多西环素 0.1 g，每天 2 次，连服 15 天。

吴焱教授病例点评

梅毒的早期诊断具有一定的难度，尤其是在没有明显溃疡的时候就判断出梅毒的可能性并做相应的化验。有时在极早期，患者即便有症状，梅毒抗体也可能阴性，或者为很低滴度的阳性，从而导致漏诊或误诊。其实对于外生殖器甚至肛周部位出现的硬结或水肿性红斑，即便没有溃疡，也应该考虑本病的可能性。性接触史可以作为佐证或参考，但不能作为唯一的判断或排除标准，原因在于不少患者可能拒绝陈述真实情况。如果怀疑一期梅毒硬下疳，但化验不支持，应间隔 1 个月后复查。

【参考文献】

1. 张园，郑荣涛，田洪青.非典型一期梅毒二例并文献复习.中国麻风皮肤病杂志，2019，35（4）：228-230，242.

2. 中国疾病预防控制中心性病控制中心，中华医学会皮肤性病学分会性病学组，中国医师协会皮肤科医师分会性病亚专业委员会.梅毒、淋病和生殖道沙眼衣原体感染诊疗指南（2020 年）.中华皮肤科杂志，2020，53（3）：168-174.

（张盼　整理）

病例 31
肛门梅毒硬下疳继发细菌感染

病历摘要

【基本信息】

患者，男性，53岁。因"肛口及肛内溃疡伴疼痛1个月"就诊。

现病史：1个月前患者肛口及肛内出现红肿、破溃，疼痛明显，无发热、寒战，无腹痛、腹泻及里急后重等，自行应用痔疮类药物。1周前病情加重到外院就诊，考虑直肠肿瘤，查梅毒抗体阳性，为进一步诊治来我院。

既往史：否认高血压、冠心病、糖尿病病史，否认其他传染病病史，否认食物、药物过敏史，否认手术、外伤及输血史。

个人史：无地方病疫区居住史，无传染病疫区生活史，否认吸烟史，否认饮酒史，有同性肛交史。

【体格检查】

体温 36.5 ℃，脉搏 75 次 / 分，呼吸 20 次 / 分，血压 125/80 mmHg。神志清楚，痛苦面容，全身浅表淋巴结未触及异常肿大。颈软无抵抗。双肺呼吸音粗，未闻及干湿啰音及胸膜摩擦音。心律齐，未闻及病理性杂音。腹部平坦，全腹无压痛及反跳痛，移动性浊音阴性。四肢、关节未见异常，活动无受限，双下肢无水肿，双侧 Babinski 征阴性。

皮肤科查体：肛口可见溃疡，边缘清，延及肛管内，上有渗液，触痛明显（图 31-1）。

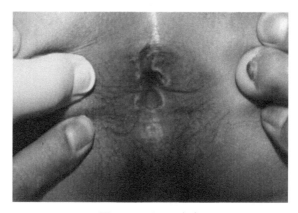

图 31-1　肛口溃疡

【辅助检查】

TPPA 阳性，RPR 1 ：16。

HSV- Ⅰ -IgG 阳性，HSV- Ⅱ -IgG 阴性，HSV- Ⅱ DNA 阴性。

丙肝、乙肝抗体阴性，HIV 抗体阴性。

CD4$^+$ T 淋巴细胞计数：678 个 /μL。

肝肾功能及电解质、血脂基本正常。

血常规：WBC 5.82×10^9/L，NE% 59.4%，HGB 152 g/L，PLT 255×10^9/L。

笔记

肿瘤标志物：CEA、CA242、CA19-9 均为阴性。

盆腔 CT（外院）：直肠壁增厚，考虑恶性，盆腔及双侧多发淋巴结，考虑转移，肝脏多发钙化灶。

皮损组织病理检查：炎性肉芽组织，可见浆细胞、组织细胞等炎性细胞浸润，结合临床符合溃疡改变（图 31-2）。

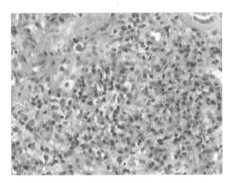

图 31-2　镜下可见大量浆细胞、组织细胞

【诊断】

肛门梅毒硬下疳继发细菌感染。

【治疗经过】

青霉素皮试阳性，给予盐酸米诺环素 100 mg、每日 2 次口服，匹多莫德提高细胞免疫，膦甲酸钠静脉滴注抗疱疹病毒治疗，外用干扰素凝胶等。1 周后患者症状无明显缓解，随后给予头孢曲松抗感染治疗。2 周后，患者症状明显缓解，溃疡逐渐愈合。

病例分析

患者老年男性，结合病史、体征及实验室检查考虑硬下疳可能性较大。硬下疳一般为无痛性溃疡，患者自述发病时有可疑水疱，查 HSV-Ⅱ DNA 阴性，HSV-Ⅰ-IgG 阳性，因患者青霉素皮试阳性，给予盐酸米诺环素治疗梅毒、匹多莫德提高免疫力，因不能除外生殖器疱疹，给予膦甲酸钠抗病毒，外用干扰素凝胶。1周后症状无明显改善，可以排除单纯疱疹病毒感染。考虑肛周及肛内溃疡容易继发细菌感染，患者口服盐酸米诺环素治疗局部细菌感染效果欠佳，因此给予头孢曲松抗感染治疗，后病理结果提示炎性肉芽组织、可见浆细胞、组织细胞等炎性细胞浸润，结合临床，符合溃疡改变。排除恶性肿瘤，考虑硬下疳合并皮肤感染。2周后症状明显缓解，溃疡逐渐愈合。

一期梅毒典型表现为感染部位的单个无痛溃疡，但也可表现为多个、不典型溃疡或疼痛性溃疡。肛周出现疼痛性溃疡，在临床中更易被诊断为生殖器疱疹，特别是男男性行为患者在艾滋病期合并生殖器疱疹，表现为外阴、肛周糜烂溃疡，皮损范围广泛，持续时间长，皮损愈合慢，容易与一期梅毒硬下疳相混淆。患者肛周溃疡，盆腔CT示直肠壁增厚，考虑恶性；盆腔及双侧多发淋巴结，考虑转移。但患者肿瘤标志物均为阴性，病理结果可以排除恶性肿瘤。因此在男男性接触人群中，肛门溃疡应注意鉴别诊断，以免误诊、误治。

吴焱教授病例点评

肛周肛管红肿、破溃、疼痛甚至出血，CT提示直肠壁增厚、盆腔及双侧多发淋巴结，考虑肛门直肠恶性肿瘤甚至有转移，从道理上是说得通的，但本病例实际上是梅毒硬下疳继发感染。其实类似的病例，如肛周、肛内的硬下疳被初步诊断为恶性肿瘤甚至准备手术切除肿瘤并做人工肛门的情况临床常见，好在术前都必须做HIV、梅毒、乙肝、丙肝抗体等常规检查，这个规定其实极大程度上避免了误诊，因为此时查梅毒 RPR 或 TRUST 滴度往往会比较高，外科手术不会被允许进行，要求先治疗梅毒。到皮肤科会诊时，有经验的皮肤科医生就会想到是肛门硬下疳，给予积极长效青霉素治疗，不仅能治疗梅毒本身，对可疑肛门直肠肿瘤也是一个诊断性治疗。其实这里还有 2 个要点值得关注：①肛门硬下疳往往病史较短，一般就几周时间，要真是恶性肿瘤，病史往往会偏长；②同性被动无套肛交行为比较容易出现肛周、肛内的硬下疳，这个流行病学史对诊断也有一定的参考价值。

【参考文献】

1. 中国疾病预防控制中心性病控制中心，中华医学会皮肤性病学分会性病学组，中国医师协会皮肤科医师分会性病亚专业委员会.梅毒、淋病和生殖道沙眼衣原体感染诊疗指南（2020 年）.中华皮肤科杂志，2020，53（3）：168-174.

2. TOWNS J M, LESLIE D E, DENHAM I, et al. Painful and multiple anogenital lesions are common in men with Treponema pallidum PCR-positive primary syphilis without herpes simplex virus coinfection：a cross-sectional clinic-based study. Sex Transm Infect，2016，92（2）：110-115.

3. 杜健群，卢斯汉，李英，等 .HIV/AIDS 患者合并生殖器疱疹 53 例临床分析 .中国皮肤性病学杂志，2014（4）：384-386.

（魏春波　整理）

病例 32
HIV 感染者一、二期梅毒重叠发生

病历摘要

【基本信息】

患者，男性，35岁。主因"阴茎根部破溃1个月，躯干及四肢皮疹2天"就诊。

现病史：患者1个月前阴茎根部无明显诱因出现破溃，自觉疼痛，外涂药膏（具体不详），效果不明显。2天前后躯干及四肢渐出现皮疹，伴双侧腹股沟肿物，外院化验梅毒特异性抗体阳性，未化验TRUST，未治疗。为进一步诊治来我院。

既往史：发现HIV阳性2年余，已服药治疗。近3个月CD4$^+$T淋巴细胞计数680个/μL，HIV病毒载量低于检测下限。否认高血压、冠心病、糖尿病病史，否认其他传染病病史，否认食物、药物过敏史，否认手术、外伤及输血史。

个人史：生于原籍，无地方病疫区居住史，无传染病疫区生活史，否认吸烟及饮酒史，未婚，无子女。同性高危性行为 10 余年，最近一次同性高危性行为在 2 个月前。

【体格检查】

体温 36.5 ℃，脉搏 90 次 / 分，呼吸 20 次 / 分，血压 125/80 mmHg。神清，精神可，颈软无抵抗，右侧腹股沟淋巴结肿大如鹌鹑蛋大小，左侧腹股沟淋巴结肿大如花生米大小，无明显压痛，活动度好。颈软无抵抗。双肺呼吸音粗，未闻及干湿啰音及胸膜摩擦音。心律齐，未闻及病理性杂音。腹部平坦，全腹无压痛及反跳痛，移动性浊音阴性。四肢、关节未见异常，活动无受限，双下肢无水肿，双侧 Babinski 征阴性。

皮肤科查体：躯干及四肢暗红色斑片，右手掌一绿豆大小淡褐色斑丘疹，其上有白色脱屑。阴茎根部约 1 cm×2 cm 大小破溃面，表面有少量黄色渗液，边界清楚，周围稍有红肿，压痛，质地稍硬（图 32-1 ～图 32-3）。

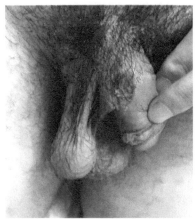 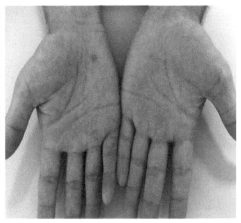

图 32-1   阴茎根部包皮破溃   图 32-2   手部皮疹

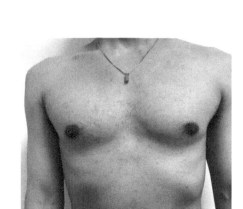

图 32-3　躯干皮疹

【辅助检查】

TPPA 阳性，TRUST 1∶16，荧光密螺旋体抗体吸收试验（FTA-ABS）-IgM 阳性，FTA-ABS-IgG 阳性。

【诊断】

一期梅毒，二期梅毒，HIV 感染。

【治疗经过】

苄星青霉素 240 万 U，分两侧臀部肌内注射，每周 1 次，共 3 次。治疗 1 周后躯干皮疹消退，2 周后阴茎根部溃疡面愈合。

【随访】

3 个月后随访，复查 TRUST 1∶4，FTA-ABS-IgM 阴性。半年后复查 TRUST 1∶1，FTA-ABS-IgM 阴性。

 病例分析

梅毒和艾滋病都是性传播疾病，性接触传播是其主要传播途径，因此临床上梅毒和艾滋病共同感染很常见。国外的研究表明，在男男性接触人群和 HIV 感染人群中发现的梅毒病例越来越多。在中国也有梅毒和 HIV 合并感染的研究。这些研究表明，男男性接触人群是梅毒和 HIV 共同感染的高危人群。

与未感染 HIV 的男男性接触者相比，感染 HIV 的男男性接触者梅毒病例发生率更高、可能更容易感染梅毒螺旋体。一些假说解释了为什么感染 HIV 的男男性行为者可能更容易感染梅毒。首先，HIV 感染者 CD4$^+$ T 淋巴细胞的渐进性耗竭降低了宿主抵抗病原体的能力。其次，有人提出 HAART 的疗效可能间接增加了梅毒发病率、降低了男男性行为者对 HIV 传播的恐惧，导致更频繁的性活动、更多的性伴侣和更少使用避孕套。这一假设可能得到后 HAART 时代性传播感染上升的支持。

同时，感染 HIV 的男男性行为者的梅毒控制至关重要，因为 HIV 和梅毒螺旋体在同一宿主中存在时会影响彼此的自然史。梅毒的共同感染与 HIV 病毒载量增加和 CD4$^+$ T 淋巴细胞计数减少相关。这种现象主要见于一期梅毒和二期梅毒。在梅毒治疗后 HIV 病毒载量和 CD4$^+$ T 淋巴细胞计数基本能恢复到梅毒前水平或有改善。本病例中未发现这种情况，即 CD4$^+$ T 淋巴细胞计数在正常范围内，HAART 后 HIV 病毒载量检测不到。共同感染时梅毒还增加了 HIV 传播的可能性，因为其通过破坏宿主黏膜为 HIV 创造了开放的入口，并使对 HIV 敏感的细胞（即表达 CD4 和 CCR5 受体的细胞）更容易被 HIV 感染。与其他溃疡性感染类似，由梅毒螺旋体刺激的局部炎症过程将 CD4$^+$ T 淋巴细胞招募到侵袭区域，使这些细胞更容易感染 HIV。

在 HIV 感染人群中，梅毒的临床表现与未感染 HIV 的患者不尽相同，常有恶性梅毒、皮疹更泛发、非典型皮疹等。比如在本病例中，患者同时出现原发性、深且大的硬下疳和二期梅毒疹。这种情况在 HIV 感染者中更为常见。此外，HIV 阳性患者常有多个硬下疳溃疡、更大更深的原发病变、早期神经系统受累率增加等。

感染 HIV 的男男性行为者中梅毒的诊断数量不断增加，这突出表明了在这一人群中控制性传播感染的重要性，不仅对患者的健康有益，而且对预防 HIV 和梅毒的进一步传播也非常重要。因此，所有梅毒患者应进行 HIV 筛查，所有 HIV 感染者也应进行梅毒筛查。

伦文辉教授病例点评

该例患者阴茎上的皮损是一期梅毒硬下疳的表现。躯干和手掌的皮疹是二期梅毒梅毒疹的表现。早期梅毒最主要的临床表现是一期梅毒的硬下疳和二期梅毒的梅毒疹，一般情况下二期梅毒疹在一期梅毒硬下疳出现后的 6 ～ 8 周出现，大多数硬下疳皮疹已经消失，但在感染 HIV 的情况下，病程进展受到免疫缺陷的影响，二期梅毒出现的时间要更早一些。该例患者在一期梅毒硬下疳还存在的情况下，发生了二期梅毒的梅毒疹，出现了一期梅毒硬下疳、二期梅毒梅毒疹同时存在的情况，这种情况临床比较少见，在治疗上没有什么特殊的地方，按照早期梅毒的治疗方案治疗就可以。对于 HIV 感染者合并早期梅毒，一定要注意是否伴有神经梅毒的表现，还可能出现眼梅毒、耳梅毒等，建议最好做专科的评估。

【参考文献】

1. DRAGO F，JAVOR S，PARODI A. Relevance in biology and mechanisms of immune and treatment evasion of Treponema pallidum. G Ital Dermatol Venereol，2019，154（5）：573-580.

2. REFUGIO O N，KLAUSNER J D. Syphilis incidence in men who have sex with men with human immunodeficiency virus comorbidity and the importance of integrating sexually transmitted infection prevention into HIV care. Expert Rev Anti Infect Ther，2018，16（4）：321-331.

（赵兴云　整理）

病例 33
HIV 合并恶性梅毒（一）

【基本信息】

患者，男性，24 岁。主因"全身皮疹伴发热 1 月余"就诊。

现病史：1 月余前患者面部出现散在红色丘疹、结节，皮疹进行性增多加重，渐泛发全身，部分皮疹变为溃疡结痂，伴疼痛，间断发热，体温最高 38 ℃，为进一步诊治来我院。患者自发病以来神志清楚，精神食欲差，大小便正常，体重减轻。

既往史：HIV 感染病史，未治疗。否认高血压、冠心病、糖尿病病史，否认其他传染病病史，否认食物、药物过敏史，否认手术、外伤及输血史。

个人史：无地方病疫区居住史，无传染病疫区生活史，否认吸烟史，否认饮酒史。有同性性接触史。

【体格检查】

体温 38.0 ℃，脉搏 105 次 / 分，呼吸 20 次 / 分，血压 125/80 mmHg。神清，表情痛苦，全身皮肤黏膜及巩膜无明显黄染。颈软无抵抗。双肺呼吸音粗，未闻及干湿啰音及胸膜摩擦音。心率 105 次 / 分，律齐，未闻及病理性杂音。腹平软，全腹无压痛及反跳痛，肝脾肋下未及。移动性浊音阴性。双下肢无水肿，双侧 Babinski 征阴性。

皮肤科查体：全身散在多发红色丘疹、结节、溃疡、结痂，痂皮较厚、呈砺壳状，最大约 2 cm × 3 cm（图 33-1 ～图 33-4）。

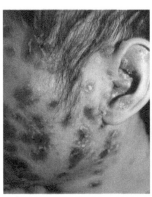 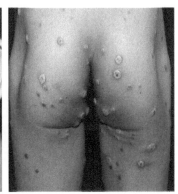

图 33-1　面部皮疹　　　　图 33-2　臀部皮疹

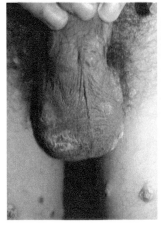 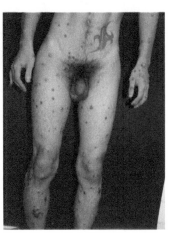

图 33-3　阴囊皮疹　　　　图 33-4　躯干、下肢皮疹

【辅助检查】

血常规：WBC 7.76×10^9/L，NE% 63.14%，RBC 4.84×10^{12}/L，HGB 136 g/L，PLT 277×10^9/L。

ALT 7.7 U/L；CRP 29.2 mg/L；ESR 95.0 mm/h。

TRUST 1 ：64，TPPA 阳性，FTA-ABS-IgG 阳性，FTA-ABS-IgM 阳性。

HIV 抗体：阳性。HIV 病毒载量：1 262 892 copies/mL。

$CD4^+$ T 淋巴细胞计数：282 个 /μL。

胸部 CT：左肺上叶结节灶，建议复查；右肺感染，建议抗炎后复查；双侧腋下及纵隔淋巴结增大，请结合临床；肝右叶高密度钙化，请结合临床。

皮损组织病理：表皮增生伴角化亢进，部分表皮缺失，真皮浅层及毛细血管周围可见较多急慢性炎细胞浸润。特染结果：PAS（－），六胺银染色（－），抗酸染色（－），革兰氏染色（－），沃森－斯塔里银染色（－）。

【诊断】

恶性梅毒（二期梅毒），HIV 感染。

【治疗经过】

苄星青霉素240万U，分两次臀部肌内注射，每周1次，共3周。泼尼松 15 mg，每天 2 次，共 3 天，预防吉海反应。

【随访】

患者进行驱梅治疗后皮疹很快消退，遗留褐色色素沉着性斑片和萎缩性瘢痕。启动 HAART 后 $CD4^+$ T 淋巴细胞计数很快恢复到较高的水平。

病例分析

本例患者为青年男性，亚急性病程，有同性性接触史，HIV 阳性，全身皮疹伴发热 1 月余，全身散在多发红色丘疹、结节、溃疡、结痂，痂皮较厚、呈砺壳状，化验 TRUST 1 ∶ 64，TPPA 阳性，FTA-ABS-IgG 阳性，FTA-ABS-IgM 阳性。结合流行病学史、临床表现、实验室检查等可确诊恶性梅毒（二期梅毒）、HIV 感染。

梅毒是由梅毒螺旋体感染引起的一种常见性传播疾病，其临床表现多样，尤其是二期梅毒可以出现类似各种皮肤病的表现。恶性梅毒又称为溃疡结节性梅毒，临床表现多变，其皮损初始多为丘疹，迅速转变为脓疱且病灶中心坏死，形成边界清晰的溃疡，其上可见蛎壳状结痂。1859 年，法国皮肤科医生 Pierre Bazin 首先使用"恶性"一词描述这类有奇特临床表现的二期梅毒，后来一直有争议，直至 1896 年第三届国际皮肤科大会将其归类于二期梅毒的罕见溃疡类型。恶性梅毒主要发生于免疫功能异常的人群，如 HIV 感染者、银屑病患者、酗酒者、吸毒者等，但其确切的发病机制尚不清楚，可能与免疫抑制、宿主的不适当免疫反应或梅毒螺旋体毒株有关。1969 年，FISHER 等提出恶性梅毒的 4 条经典诊断标准：①梅毒血清学试验强阳性；②可出现严重的吉海反应；③特征性的临床和组织病理学表现；④对抗生素治疗反应良好。

二期梅毒患者皮疹表现多变，尤其是合并 HIV 感染者，即使同一患者的二期梅毒，也可以表现为多种形式的皮疹，应该引起重视，以减少误诊、漏诊。本病的发病部位主要是躯干和四肢，亦可累及头皮、面部、掌跖等全身所有部位；坏死溃疡部位的病变会遗留天花样瘢痕；其皮肤组织病理与其他的二期梅毒相似，一般表现为真皮内致密和深在的淋巴细胞、浆细胞等炎症细胞的浸润，可深达皮下脂肪组织且血管改变显著；其炎症较二期梅毒更深在致密，呈苔藓样皮炎，偶见肉芽肿，单纯依靠组织病理来诊断具有较大的挑战性。文献报道的恶性梅毒患者病变组织中采用银染色等特染方法很难检测出梅毒螺旋体，而免疫组化染色法对梅毒皮损中的梅毒螺旋体检测具有更高的敏感性和特异性，为诊断本病提供直接的证据。本病的临床表现多变，其不典型的溃疡结节表现会给诊断带来挑战，需与其他皮肤病如疱疹病毒感染、深部真菌病、分枝杆菌病、利什曼病、坏疽性脓皮病、皮肤 T 细胞淋巴瘤、淋巴瘤样丘疹病等进行鉴别。本例患者进行了组织病理学检查，表现为真皮致密的炎症细胞浸润，六胺银染色均未发现梅毒螺旋体，没有进行免疫组化检测。

目前对于恶性梅毒的治疗，最常用的治疗方案与晚期潜伏梅毒相同。众所周知在恶性梅毒患者中吉海反应发生率可能增加，当病原体数量丰富时，吉海反应更为严重，这与恶性梅毒诊断标准的血清学高滴度一致。糖皮质激素已被用于预防吉海反应。本例患者 TRUST 较高，常规给予泼尼松预防吉海反应后，没有出现吉海反应，这提示对于恶性梅毒患者进行糖皮质激素预防吉海反应有效。

恶性梅毒患者进行驱梅治疗后皮疹很快消退，启动 HAART 后 $CD4^+T$ 淋巴细胞计数可以恢复到较高的水平，说明恶性梅毒虽然名称为"恶性"，但驱梅治疗和 HAART 后预后较好。本例患者治疗后皮疹很快消退，遗留天花样萎缩性瘢痕，启动 HAART 后 $CD4^+T$ 淋巴细胞计数很快恢复到较高的水平。

总之，恶性梅毒是一种罕见的、以溃疡表现为主的二期梅毒，其不典型的临床表现会给诊断带来挑战。HIV 感染者出现皮肤溃疡和坏死病变时应该考虑到恶性梅毒的可能，以利于对本病的早期诊断和正确治疗，阻止其传播，获得更好的预后。

伦文辉教授病例点评

该病例为 HIV 感染合并二期梅毒，患者二期梅毒的皮疹表现与我们常见的二期梅毒皮疹有所不同，呈现溃疡结节样表现，也被形容为牡蛎壳样表现，过去被称之为"恶性梅毒"，原因在于这种皮疹类型在免疫正常的人身上很少见到。该患者是一位 HIV 感染者，外周血 CD4$^+$T 淋巴细胞计数为 282 个 /μL，HIV 病毒载量 1 262 892 copies/mL。从 HIV 感染的病程分期上还未进入到艾滋病阶段，没有并发其他机会性感染。该皮损是梅毒螺旋体感染造成的，非常容易被误诊为其他皮肤感染，因此对该类型病例的皮疹类型的把握非常重要，应及时给予此类患者梅毒血清学筛查，同时筛查 HIV 抗体。应早期诊断、早期治疗，还要注意治疗方案的规范化，足量、足疗程使用长效青霉素是首选的治疗方案。

【参考文献】

1. FISHER D A, CHANG L W, TUFFANELLI D L. Lues maligna. Presentation of a cas and a review of the literature . Arch Dermatol, 1969, 99（1）：70-73.

2. 万川，苏晓红 . 恶性梅毒的诊断和治疗 . 临床皮肤科杂志，2015，44（3）：193-195.

3. WIBISONO O，IDRUS I，DJAWAD K. Malignant syphilis：a systematic review of the case reports published in 2014-2018. Actas Dermosifiliogr（Engl Ed），2021：S1578-2190（21）00174-8.

4. ZHU L，SHI M，PENG R R，et al. Neurosyphilis is more common in malignant

syphilis: a case series and review of the literature . Int J STD AIDS，2019，30（8）：779-785.

5. 刘静，赵兴云，袁柳凤，等 . 10 例恶性梅毒合并 HIV 感染患者临床特征并文献复习 . 中国艾滋病性病，2021，27（9）：1012-1016.

（刘静　整理）

病例 34
HIV 合并恶性梅毒（二）

📋 病历摘要

【基本信息】

患者，男性，32岁。主因"发现HIV阳性3年，发热伴皮疹1月余"就诊。

现病史：患者诉3年前体检发现HIV阳性，一直未治疗。1个月前患者自颜面部出现丘疹，伴间断发热，体温最高38.5 ℃，伴乏力、头痛、咳嗽、关节痛。外院就诊考虑为病毒疹，给予喷昔洛韦乳膏外用、利巴韦林口服及对症退热等处理。皮疹逐渐加重，播散全身，上肢及躯干为著，部分可见较厚痂皮。为进一步诊治来我院。

既往史：否认高血压、冠心病、糖尿病病史，否认其他传染病病史，否认食物、药物过敏史，否认手术、外伤及输血史。

个人史：生于原籍，无地方病疫区居住史，无传染病疫区生活史，否认吸烟及饮酒史。未婚，有同性性行为史。

【体格检查】

体温 37.2 ℃，脉搏 90 次 / 分，呼吸 24 次 / 分，血压 120/70 mmHg。神清，查体合作，未见淤点、淤斑及皮下出血，全身浅表淋巴结未及异常肿大。口腔黏膜未见溃疡，颈软无抵抗，双肺呼吸音粗，未闻及干湿啰音及胸膜摩擦音。心律齐，未闻及病理性杂音。腹部平坦，全腹无压痛及反跳痛，移动性浊音阴性。四肢、关节未见异常，活动无受限，双下肢无水肿，双侧 Babinski 征阴性。

皮肤科查体：颜面、头皮、颈部、躯干、四肢散在分布铜红色斑块及结节，皮损大小较为均一，直径为 0.5 ～ 1 cm，质硬，部分可见中心坏死结黄色痂；包皮可见约 1 cm 大小溃疡面，无明显渗液（图 34-1 ～图 34-3）。

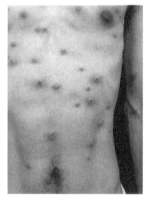　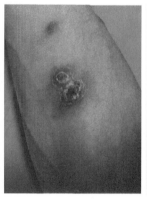　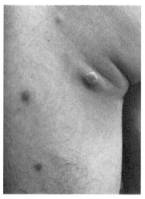

图 34-1　躯干皮疹　　　图 34-2　上肢皮疹　　　图 34-3　会阴皮疹

【辅助检查】

TPPA 阳性，TRUST 1 ∶ 256，FTA-ABS-IgM 阳性，FTA-ABS-IgG 阳性。

$CD4^+$ T 淋巴细胞计数：207 个 /μL。

HIV 病毒载量：150 283 copies/mL。

自身免疫肝病、肿瘤系列、乙肝五项、丙肝抗体、新型隐球菌抗原、结核抗体均未见异常。

真菌 D- 葡聚糖检测：＜ 10.0 pg/mL。

肺炎支原体抗体测定：阳性反应（1 ∶ 160）。

EBV-DNA：8.92×10^4 copies/mL。

血沉：90 mm/h。

头颅 CT 平扫：颅内未见异常。胸部 CT：左肺韧带近膈胸膜可见钙化灶，左腋窝淋巴结稍大。上腹部 CT 平扫：未见明显异常。

心电图：窦性心动过速，余未见异常。

【诊断】

HIV 合并恶性梅毒。

【治疗经过】

因患者青霉素皮试阳性，给予头孢曲松驱梅治疗 14 天，治疗第 1 天给予泼尼松 20 mg 口服，预防吉海反应。随后启动 HAART，治疗 5 天后皮损逐渐变薄，变为褐色斑丘疹。14 天出院时皮损基本消退。随访 3 年四肢仍有萎缩性瘢痕。

【随访】

半年后复查 TRUST 1 ∶ 4，FTA-ABS-IgM 阴性，FTA-ABS-IgG 阳性。9 个月后 TRUST 1 ∶ 2，FTA-ABS-IgM 阴性。1 年后 TRUST 阴性，FTA-ABS-IgM 阴性，随访至今仍阴性。

病例分析

梅毒的皮肤表现复杂多样，被称为"伟大的模仿者"。恶性梅毒是一种罕见的梅毒表现，"恶性"被用来描述其怪异的临床特征，临床上以坏死结节和全身溃疡性病变为特征。在艾滋病前时代，恶性梅毒与严重营养不良、酗酒和静脉注射毒品有关。艾滋病流行后，恶性梅毒的发病率显著增加。根据 1996 年的一项多中心回顾性研究，与历史上该病例系列相比，艾滋病患者出现溃疡性梅毒的可能性高 60 倍，尤其是年轻 HIV 阳性患者。

艾滋病中出现非典型表现的原因尚不完全清楚。发病机制较少依赖于特定的梅毒螺旋体毒力因子，更受宿主免疫状态的影响，因为患者可从具有梅毒典型临床表现的患者身上感染该疾病。梅毒和 HIV 之间还有重要的临床相互作用，梅毒溃疡促进 HIV 的传播、刺激免疫系统，这可能导致 HIV 复制增加和 $CD4^+$ T 淋巴细胞计数降低。

恶性梅毒一般有明显的发热、乏力等症状，出现多个分布不规则的红色丘疹，随后在头皮、面部、躯干和四肢上发展为清晰的圆形或椭圆形坏死溃疡斑块。不同发展阶段的病变，包括丘疹、结节、脓疱和溃疡，覆盖有层叠的棕黑色乳突状蛎壳，黏膜表面亦可能受影响。躯干、手掌、脚底可能受累，但程度低于典型的二期梅毒。恶性梅毒的特征是血管闭塞，真皮 – 皮下交界处出现纤维蛋白样坏死，病变中不易识别梅毒螺旋体。

恶性梅毒是二期梅毒的一种罕见表现，主要发生在免疫功能低下的个体中，如与 HIV 共同感染的个体。然而，在免疫能力强的个体中也可发生恶性梅毒，常伴有糖尿病、银屑病和肝炎等疾病，以及酒精中毒、药物滥用等。恶性梅毒最常见的表现是溃疡结节性皮肤病变，伴有中央粘连蛎壳，分布于面部、躯干和四肢。考虑到无论免疫状态如何，近年来恶性梅毒的数量不断增加，临床医生应保持警惕，以便早期诊断、鉴别诊断和治疗，从而降低其发病率。

　　本病例 HIV 感染 3 年，未服药。发病早期有前驱症状（发烧、乏力、咳嗽等），因皮损不典型误诊为病毒疹，用药不见好转，患者及时就诊于专科医院。

　　Fisher 标准通常用于诊断恶性梅毒：①大体一致的皮损形态；②梅毒高滴度血清学试验；③治疗后的吉海反应；④对抗生素治疗的显著反应。该患者上述情况仅吉海反应没有发生，其余均出现，可能与治疗早期应用激素有关。

伦文辉教授病例点评

　　该病例展现的是典型的蛎壳状二期梅毒疹，也被称为恶性梅毒。二期梅毒的皮疹被称为"万能的模仿者"，临床表现多种多样，包括斑疹、丘疹、结节、脓疱、溃疡，以及该病例所呈现的牡蛎壳状形态（这种皮疹类型在免疫力正常的梅毒患者中比较少见），因此罹患梅毒的患者要同时做 HIV 抗体筛查，以确定是否有 HIV 合并感染。一般情况下，二期梅毒皮疹经过治疗或不经治疗自我消退后不会留有瘢痕，但这种恶性梅毒患者的蛎壳状皮疹愈合后多数会留有瘢痕，后期可以针对瘢痕采取一些预防性手段。

【参考文献】

1. GEVORGYAN O，OWEN B D，BALAVENKATARAMAN A. A nodular-ulcerative form of secondary syphilis in AIDS. Proc（Bayl Univ Med Cent）. 2017，30（1）：80-82.

2. FUSTÀ-NOVELL X，MORGADO-CARRASCO D，BARREIRO-CAPURRO A，Syphilis Maligna：a presentation to bear in mind. Actas Dermosifiliogr（Engl Ed），2019，110（3）：232-237.

3. WIBISONO O，IDRUS I，DJAWAD K. Malignant Syphilis：a systematic review of the case reports published in 2014-2018. Actas Dermosifiliogr（Engl Ed），2021：17：S1578-2190（21）00174-8.

（赵兴云　整理）

病例 35
艾滋病合并以脑血管栓塞为临床表现的神经梅毒

【基本信息】

患者，男性，37岁。主因"HIV抗体阳性3年，周身麻木2月余，左侧肢体无力3周"来我院就诊。

现病史：患者3年前确诊HIV抗体阳性，当时CD4$^+$T淋巴细胞320个/μL，未进行抗病毒治疗，无特殊不适。2月余前无明显诱因出现躯干及肢体麻木，无舌面、头部麻木，痛温觉存在。3周前出现左侧肢体自觉无力，行动不利，精细动作受限，胸部有束带感，轻度头部不适，言语不利，无意识丧失，曾出现一次二便失禁，无发热，间断盗汗，无恶心、呕吐。大便1～2次/日，糊状，体重略有降低。

既往史：有同性性行为史 10 余年，否认输血史，有吸食毒品史 10 余年，否认静脉药瘾史。4 个月前患左侧面颈部带状疱疹，已愈。否认高血压、冠心病、糖尿病病史，否认其他传染病病史，否认食物、药物过敏史，否认手术、外伤史。

个人史：生于原籍，无地方病疫区居住史，无传染病疫区生活史，吸烟史 20 年，10 支 / 日，已戒烟，否认饮酒史，未婚，无子女。

【体格检查】

体温 36.7 ℃，脉搏 86 次 / 分，呼吸 20 次 / 分，血压 120/80 mmHg。神志清楚，慢性病容，查体合作，左侧面颈部带状疱疹后色素脱失，全身浅表淋巴结未及异常肿大。眼睑无水肿、下垂，眼球运动正常，双侧瞳孔等大等圆、对光反射灵敏，伸舌受限，舌尖略左偏，无震颤，口腔黏膜未见溃疡，微笑时左侧鼻唇沟略浅，皱眉、鼓腮对称，颈软无抵抗，心、肺、腹部检查未见异常。四肢、关节未见异常，活动无受限，双下肢无水肿，四肢肌力、肌张力正常，腹壁反射正常引出，右侧肱二头肌及肱三头肌腱反射、膝腱反射、跟腱反射正常引出，左侧膝腱反射亢进，双侧 Babinski 征阴性，踝阵挛阴性，扑翼样震颤阴性，Kernig 征阴性，Brudzinski 征阴性。躯干、肢体痛觉存在，左下肢感觉略减退，闭目难立征阳性，指鼻不准，轮替动作困难。

【辅助检查】

TPPA 阳性，TRUST 1 ∶ 256，脑脊液压力 80 mmH$_2$O，蛋白 132.4 mg/dL，糖 1.59 mmol/L，氯化物 116.40 mmol/L，脑脊液 TPPA 阳性、TRUST 1 ∶ 8，脑脊液总细胞数 200 个 /μL，脑脊液白细胞 186 个 /μL，脑脊液抗酸染色阴性。脑脊液新型隐球菌抗原阴性反应，脑脊液细菌 + 真菌培养阴性，脑脊液人巨细胞病毒核酸定

笔记

量阴性。

HIV 病毒载量 142 189 copies/mL。CD4$^+$T 淋巴细胞计数：139 个 /μL，CD4/CD8 0.19。

MRI：右侧放射冠脑梗死（病变较轻），脑干及左侧丘脑多发异常信号，脑梗死（亚急性或陈旧病变）。

【诊断】

艾滋病合并神经梅毒，脑梗死。

【治疗经过】

给予水剂青霉素 400 万 U q4h 驱梅治疗，并改善脑循环及营养神经。1 个月后启动 HAART，方案为替诺福韦 + 拉米夫定 + 依非韦伦（TDF+3TC+EFV），规律服药至今。

【随访】

3 个月后复查：TRUST 1 ∶ 32，脑脊液 TPPA 阳性、TRUST 1 ∶ 2，脑脊液蛋白 64.30 mg/dL，脑脊液糖 2.76 mmol/L，脑脊液氯化物 124.40 mmol/L，脑脊液总细胞数 30 个 /μL，脑脊液白细胞 8 个 /μL，脑脊液新型隐球菌抗原阴性反应，脑脊液细菌 + 真菌培养阴性。HIV-RNA 1431 copies/mL，CD4$^+$T 淋巴细胞 271 个 /μL，CD4/CD8 0.20。

15 个月后复查：TRUST 1 ∶ 16，脑脊液 TPPA 阳性、TRUST 1 ∶ 1，脑脊液蛋白 35.90 mg/dL，脑脊液糖 2.87 mmol/L，脑脊液氯化物 123.40 mmol/L，脑脊液总细胞数 20 个 /μL，脑脊液白细胞 14 个 /μL。

3 年后复查：TRUST 1 ∶ 4，FTA-ABS-IgM 阴性至今。

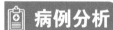

病例分析

梅毒螺旋体在感染早期即可进入中枢神经系统。患者大多数能够有效清除而无长期并发症，但少数患者继续发展为无症状或有症状的神经梅毒。中枢神经系统受累程度可分为脑膜、血管或实质形式。脑膜和血管性神经梅毒是经常共存的炎症过程（脑膜血管型神经梅毒），尤其是在感染的早期。脑膜受累可表现为无菌性脑膜炎，伴有头痛、畏光和颈部僵硬等症状，并可导致颅神经麻痹等并发症。血管性梅毒可影响大脑或脊髓的动脉供应，导致缺血性卒中，根据涉及的动脉区域，可导致不同的神经功能缺损。因此，神经梅毒应始终被视为不明原因缺血性卒中患者的鉴别诊断，尤其是年轻人。实质性神经梅毒本质上是神经退行性的，最初感染后几年至几十年内往往会出现实质性变化，但由于青霉素的广泛使用，现在极为罕见。

在过去几十年中，在 HIV 阳性人群中，梅毒性脑膜炎和其他形式的早期神经梅毒持续上升。梅毒在艾滋病患者中的表现有所不同，特别是在严重免疫抑制的患者中。神经梅毒在合并 HIV 感染患者中更为常见，并且可能无症状，通常持续数年。HIV 和梅毒影响相似的患者群体，两者具有协同关系，其中梅毒可增加 HIV 传播和获得的风险，而 HIV 可影响梅毒的表现、诊断、进展和治疗反应。然而，与上述相关的大部分证据基于晚期艾滋病的背景，不适用于 CD4$^+$ T 淋巴细胞计数 ≥ 350 个 /μL 和（或）HIV 病毒载量得到抑制的患者。

针对筛查 HIV 感染的神经梅毒，哪些患者应接受脑脊液检查缺乏共识。人们一致认为，在出现头痛或精神状态改变等神经症状时，无论实验室结果如何，都应进行脑脊液分析。然而，对于无症状患者的脑脊液分析适应证存在争议。欧洲和加拿大指南指出，CD4$^+$ T

淋巴细胞计数≤ 350 个 /μL 或 VDRL/RPR 滴度≥ 1 ： 32 应进行腰椎穿刺。

神经梅毒可能是艾滋病患者的首次表现，因此所有诊断为神经梅毒的患者都应进行 HIV 检测。而本例患者首发症状即为卒中，诊断为脑膜血管型神经梅毒。该患者确诊 HIV 感染 3 年未口服抗病毒药物治疗，2 个月前有躯干及肢体麻木未及时就医，延误了病情。鉴于 HIV 和梅毒感染相似的患者群体，因此，所有 HIV 感染者亦应及时筛查梅毒。

🩺 伦文辉教授病例点评

这是一个艾滋病合并神经梅毒的病例。HIV 感染者由于血脑屏障功能受到破坏，比 HIV 阴性者更容易发生梅毒螺旋体的神经系统感染，发生神经梅毒。一般 CD4$^+$T 淋巴细胞计数≤ 350 个 /μL 或血清 RPR 滴度≥ 1 ： 32 的患者合并神经梅毒的可能性较大。神经梅毒有很多的临床表现类型，其中一种临床类型是脑膜血管型神经梅毒，在临床表现上有类似脑卒中的症状和体征。如果一个没有脑血管疾病高危因素的年轻人被诊断为脑血管相关的疾病，同时梅毒血清学阳性，那就需要考虑是否有神经梅毒的可能。可以通过脑脊液检查判断是否有神经梅毒的存在，而且 HIV 感染者脑脊液检查诊断神经梅毒的标准与 HIV 阴性者诊断神经梅毒的标准有所不同。比如，根据脑脊液中的白细胞计数诊断神经梅毒，在 HIV 阳性人群中，脑脊液白细胞计数要大于 20 个 /μL；而 HIV 阴性者，脑脊液白细胞计数大于 5 个 /μL 就要怀疑患有神经梅毒了。HIV 阳性者和阴性者神经梅毒的治疗方案是相同的。

【参考文献】

1. HO E L，SPUDICH S S. Neurosyphilis and the impact of HIV infection. Sex Health，2015，12：148-154.

2. GONZALEZ H，KORALNIK I J，MARRA C M. Neurosyphilis. Semin Neurol，2019，39（4）：448-455.

3. HOBBS E，VERA J H，MARKS M，et al. Neurosyphilis in patients with HIV. Pract Neurol，2018，18（3）：211-218.

（赵兴云　整理）

笔记

病例 36
树胶肿型神经梅毒

【基本信息】

患者，男性，72岁。主因"间歇头痛半个月"门诊以颅内占位收入院。

现病史：患者半个月前无明显诱因出现间歇头痛，且无缓解趋势，外院查头颅CT、磁共振提示右额叶占位，化验梅毒、HIV抗体阳性，转入我院，患者无肢体抽搐、活动障碍，无恶心、呕吐。

既往史：白癜风40年；5年前行阑尾切除术。否认心脏病、高血压、糖尿病病史。否认药物过敏史。

个人史：无特殊。

187

【体格检查】

体温 37 ℃，脉搏 75 次 / 分，呼吸 22 次 / 分，血压 120/70 mmHg。颈软，心、肺听诊无异常，腹软，无压痛，四肢肌张力、肌力正常，双侧 Babinski 征未引出。

皮肤科查体：腹部、阴茎、阴囊、足底多处斑丘疹。

【辅助检查】

TPPA 阳性，TRUST 1 ：64，HIV 抗体确证阳性，HIV 病毒载量 29 000 copies/mL，$CD4^+T$ 淋巴细胞计数 421 个 /μL。

脑脊液检查：TPPA 阳性，RPR 阴性；脑脊液总细胞 70 个 /μL，白细胞 20 个 /μL，蛋白 61.10 mg/L。

【诊断】

神经梅毒，HIV 感染。

【治疗经过】

入院后给予水剂青霉素驱梅治疗、胸腺五肽调节细胞免疫、川芎嗪改善脑循环等治疗 2 周，患者症状好转，头痛消失。

治疗 2 周后复查脑脊液白细胞 8 个 /μL。4 个月后复查脑脊液细胞数及蛋白恢复正常，TPPA 为阴性，但患者再次出现头痛、头晕，复查血清 RPR 1 ：2，$CD4^+T$ 淋巴细胞计数 534 个 /μL，再次给予青霉素驱梅治疗，以及改善脑循环，病情好转。6 个月后出现症状性癫痫发作，患者头颅 CT 示右侧额叶局部脑组织萎缩、老年性脑改变，头颅 MR 示右额叶异常信号影，考虑感染后遗表现，复查脑脊液 RPR 转为阴性。

病例分析

患者为老年男性，间歇头痛半个月，门诊以颅内占位收住院。

患者梅毒及 HIV 阳性，腹部、阴茎、阴囊、足底多处斑丘疹，血清学检查 TPPA 阳性，TPUST 1∶64，考虑存在二期梅毒。患者间歇性头痛，头颅 CT 及 MR 提示颅内占位性病变，结合脑脊液检查，考虑神经梅毒。患者没有进行病理检查、经过驱梅治疗后占位明显缩小，考虑神经梅毒树胶肿型。

本例患者感染 HIV，CD4$^+$T 淋巴细胞计数 421 个 /μL，免疫力受到一定抑制，梅毒进展增快，在二期梅毒期间，出现神经梅毒脑实质病变。神经梅毒可以发生在梅毒螺旋体感染后的任何阶段，早期梅毒也可以伴发神经梅毒。HIV 阴性早期梅毒患者发生的神经梅毒主要表现为无症状神经梅毒，HIV 感染者发生神经梅毒风险显著增加。二期梅毒合并神经梅毒屡有报道，也有报道二期梅毒治疗后不久发现脑树胶肿的病例，应引起重视，特别是 HIV 感染者。

神经梅毒大致可分为无症状神经梅毒、脑脊膜梅毒、脑膜血管型梅毒、脑实质梅毒（麻痹性痴呆和脊髓痨）和树胶肿型神经梅毒等。神经梅毒树胶肿型近几年在国内外有所报道且较易被误诊，首发症状以头痛、癫痫多见，影像学表现为颅内占位性病变、可以单发或多发、近几年单发较大病灶增多，CT 检查及脑脊液检查可做出诊断，驱梅治疗后神经症状和影像学检查可明显改善。

树胶肿在病程早期经常被误诊为炎症性肉芽肿或者脑转移瘤等，应与弓形虫病、原发性中枢神经系统淋巴瘤、胶质瘤、脑膜瘤等鉴别。树胶肿病灶可出现于脑组织任何部位，如后颅窝、脑桥、中脑、桥小脑角、胼胝体或大脑凸面等；影像学检查可见病变呈单发或多发；CT 扫描显示为低或等密度区，可有环状强化等。但这些影像学表现与颅内的其他占位性病变（如胶质瘤、转移瘤、结核瘤、肉瘤和真菌感染等）相似，不具有特征性，鉴别困难。树胶肿病理特点为肉芽肿性病变，伴有明显微血管改变，如内膜增厚和血管周围炎症，与其他类型肉芽肿性病变有较明显区别。

本例患者诊断为神经梅毒，结合病史考虑颅内占位是由梅毒螺旋体引起的树胶肿可能性较大，给予了水剂青霉素驱梅治疗，患者症状得到缓解，随访中头颅 CT 显示占位明显缩小。对于树胶肿引起的颅内高压、脑疝甚至短时间内可能出现病情迅速恶化的情况应行外科手术，如未引起颅内急性病变，则建议先给予经验性驱梅治疗，以避免不必要的开颅手术。

伦文辉教授病例点评

该是一个 HIV 合并神经梅毒的病例。患者表现为头痛，进一步检查发现颅内有占位性病变，这是中枢神经系统的树胶肿，一种特殊类型的神经梅毒。树胶肿型神经梅毒在临床表现上非常容易与颅内肿瘤相混淆（如容易误诊为胶质瘤），对于 HIV 感染者还应与中枢神经系统机会性感染和肿瘤相鉴别（如脑部弓形虫感染，神经系统淋巴瘤等）。树胶肿型神经梅毒病灶在经神经梅毒治疗方案治疗后可以逐渐变小，最后可以消失。

【参考文献】

1. 李可，王千秋，龙福泉. 神经梅毒发病的危险因素及预测因素研究进展. 中华皮肤科杂志，2021，54（5）：459-462.

2. THIBODEAU R，GOEL A，JAFROODIFAR A，et al. Cerebral syphilitic gumma presenting with intracranial gumma and pathologic vertebrae fractures. Radiol Case Rep，2021，16（4）：916-922.

3. KOIZUMI Y，WATABE T，OTA Y，et al. Cerebral syphilitic gumma can arise

笔记

within months of reinfection：a case of histologically proven treponema pallidum strain type 14b/f infection with human immunodeficiency virus positivity. Sex Transm Dis，2018，45（2）：e1-e4.

4. YOUNG Y K，KIM M J，CHAE Y S，et al. Cerebral syphilitic gumma mimicking a brain tumor in the relapse of secondary syphilis in a human immunodeficiency Virus-Negative patient. J Korean Neurosurg Soc，2013，53（3）：197-200.

（魏春波　整理）

病例 37
神经梅毒沙尔科关节

【基本信息】

患者，男性，60岁。主因"双下肢麻木10年余，发现梅毒抗体阳性1月余"入院。

现病史：患者10年前无明显诱因出现双足麻木感，逐渐向上进展，延伸至双小腿及双膝以上，并有双足踩沙子感，走路踩棉花感，经常穿鞋上床，走夜路困难，伴阵发性下肢刀割样疼痛，症状进行性加重，自觉双下肢沉重，久坐后双下肢僵硬，行走困难，活动数分钟后可缓慢行走，行走50米左右即感疲劳，上下楼梯困难，无二便异常，无认知功能减退，无幻觉。1个月前因发现梅毒抗体阳性、RPR 1 ：32，于我院就诊。患者自发病以来，神清，精神可，睡眠及食欲尚佳，体重较前改变不明显。

既往史：右下肢关节外伤病史 13 年，具体情况不详，遗留右下肢膝关节变形。高血压病史 5 年，神经性耳聋 4 年余。1 个月前当地医院诊断为"左下肢皮下出血、糜烂性胃炎、食管炎、食管下段溃疡、C3/4 椎间盘膨出、L3L4、L4L5 椎间盘膨出、L5 ～ S1 椎间盘膨出、椎管狭窄、双下肢动脉粥样硬化、右侧腘窝囊肿、左肾囊肿"。

个人史：有冶游史，饮酒史 20 余年，吸烟史 10 余年。已婚，子女体健。

家族史：否认家族中有类似疾病史。

【体格检查】

体温 36.5 ℃，脉搏 90 次 / 分，呼吸 20 次 / 分，血压 140/89 mmHg。神志清楚，慢性病容，宽基底步态，全身浅表淋巴结未及肿大。口腔黏膜无异常，颈软无抵抗，双肺呼吸音清，未闻及干湿啰音及胸膜摩擦音。心律齐，各瓣膜听诊区未闻及病理性杂音。腹部平坦，全腹无压痛及反跳痛，腹部未触及包块，肝、脾、胆囊未触及。双眼对光反射消失，调节反射存在。双下肢无水肿，双下肢肌张力略高。右膝关节处肿胀，变形。

【辅助检查】

脑脊液常规、生化均未见异常；TRUST 1 ： 2，TPPA 阳性反应。乙肝抗体阳性，D- 二聚体 2088 μg/L，丙肝抗体阴性，HIV 抗体阴性。梅毒螺旋体抗体阳性，RPR 1 ： 32。

胸部 X 线：双肺未见明显异常。下肢动脉超声：双下肢动脉硬化伴斑块形成，右侧腘窝囊肿。腹部超声：左肾囊肿。电子胃镜：食管炎，食管下段溃疡，糜烂出血性胃炎。膝关节 CT 平扫：右膝关节重度退行性改变、滑膜炎，膝关节半脱位、关节周围多发性游离体。

【诊断】

沙尔科关节，神经梅毒。

【治疗经过】

一般治疗：嘱患者注意休息，避免关节创伤和震荡，避免过多站立、行走、跳跃和负重。

病因治疗：水剂青霉素滴注治疗神经梅毒。尽早使用支架以稳定和保护关节，避免进一步畸形和骨端破坏。

【随访】

患者经过多次水剂青霉素治疗，初次治疗后 2 年脑脊液恢复正常。初次治疗后 3 年，患者可独立行走，稳定性可，脚踩棉花感明显减轻。仍建议患者注意关节防护，减少损伤。定期来院评估神经系统及关节情况。

病例分析

患者既往梅毒螺旋体抗体阳性，RPR 1 ： 32，脑脊液检查 TPPA 阳性，TRUST 1 ： 2，神经梅毒诊断明确。患者双眼对光反射消失、调节反射存在，为典型的阿罗瞳孔。综合其神经性耳聋病史，考虑为脊髓痨。患者走路脚踩棉花感、双下肢阵发性刺痛，膝关节 CT 平扫示右膝关节重度退行性改变、滑膜炎，膝关节半脱位、关节周围多发性游离体，沙尔科关节？水剂青霉素治疗后，症状好转。综合患者病史、临床表现、治疗后转归，考虑为神经梅毒导致的沙尔科关节。

沙尔科关节为神经性关节病，是肩、肘、髋、膝、踝、趾等受力较多的关节在没有痛觉保护机制的情况下过度使用造成的。该病常继发于神经梅毒、脊髓空洞症、糖尿病性神经病等神经系统病变。

沙尔科关节的治疗要点是治疗原发病和保护受损关节。神经梅毒作为常见原发病，应该做到早发现、早治疗。对治疗后半年血清滴度仍较高的患者，行脑脊液检查，排除神经梅毒。已确诊神经梅毒的患者，无论有无症状都应积极规范治疗。现在神经梅毒治疗的首选药物仍为水剂青霉素，足量、足频率、足疗程是水剂青霉素治疗的关键。此外，应尽早请求骨科医生干预，评估关节损伤情况，避免损伤进一步加重。

吴焱教授病例点评

患者右下肢关节外伤病史 13 年，以神经系统症状为首发表现，实际感染梅毒螺旋体的时间很可能大于 13 年。3 年前发现梅毒时 TRUST 1 ∶ 32，且脑脊液 TRUST 1 ∶ 2，说明当时就已经确定梅毒螺旋体侵入神经系统，这进一步说明病史较长。而沙尔科关节本身不是梅毒直接引起的，是由于神经梅毒患者脊髓被侵犯，也就是脊髓痨，导致下肢疼痛感觉丧失，缺乏痛觉神经保护的关节过度运动摩擦造成损害，常累及膝、髋、踝和腰椎等关节。患者若能早期就诊，做检查发现脊髓神经病变，并进一步查脊髓病变的原因，可早期诊断治疗并避免后续一系列症状及后遗症。

【参考文献】

1. 王晓风，边洋，黄鑫，等. 脊髓痨临床和影像学特征分析. 中国现代神经疾病杂志，2016，16（7）：411-415.

2. 中国疾病预防控制中心性病控制中心，中华医学会皮肤性病学分会性病学组，中国医师协会皮肤科医师分会性病亚专业委员会.梅毒、淋病和生殖道沙眼衣原体感染诊疗指南（2020年）.中华皮肤科杂志，2020，53（3）：168-179.

3. 徐文斌，邓红平，胡灏，等.脊柱夏科氏关节病的诊断与治疗.中华骨科杂志，2021，41（1）：43-48.

（张盼　赵天威　整理）

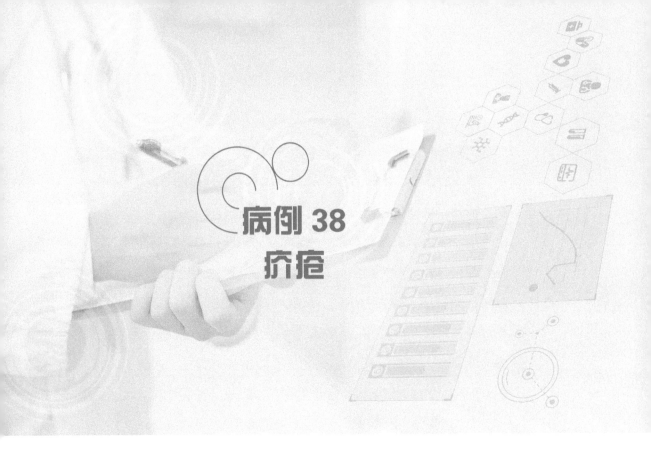

病例 38
疥疮

病历摘要

【基本信息】

患者，男性，16岁。因"阴囊、阴茎皮疹伴瘙痒1月余"前来皮肤科门诊就诊。

现病史：患者1月余前无明显诱因阴囊、阴茎出现散在分布的红色丘疹及结节，瘙痒剧烈，夜间加重。自行外用治疗"湿疹"的药物（具体不详），效果不佳。2周前就诊于外院，查梅毒血清学化验结果阴性。

既往史：无手术、外伤史，无输血史，无药物过敏史，无高血压和糖尿病等其余系统疾病。

个人史、家族史：无特殊。

【体格检查】

体温 36.5 ℃，脉搏 68 次 / 分，呼吸 18 次 / 分，血压 120/70 mmHg。神志清楚，精神佳，营养好，自主体位，查体合作，全身浅表淋巴结未触及肿大。头颅无畸形，双睑结膜无苍白，巩膜无黄染。双侧瞳孔等大等圆，对光反射灵敏。颈软，无抵抗，甲状腺无肿大。胸廓对称无畸形，胸骨无压痛。双侧呼吸音清，未闻及干湿性啰音。心律齐，未闻及病理性杂音。腹软，全腹无压痛，无肌紧张及反跳痛，肝脾肋下未触及，肝区及肾区无叩击痛。脊柱、四肢无畸形。肌力正常，肌张力正常，生理反射存在，病理反射未引出。

皮肤科查体：阴囊、阴茎及双手指缝间可见泛发的孤立分布、不融合的淡粉红色或肤色绿豆至黄豆大小的丘疹或结节（图 38-1 ～图 38-3），背部可见明显抓痕，部分结痂。头面部、腋下、腰部未见皮疹。

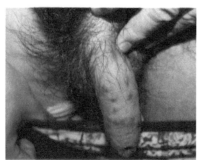
图 38-1　包皮结节

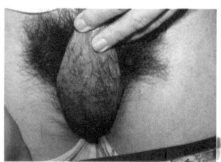
图 38-2　阴囊结节

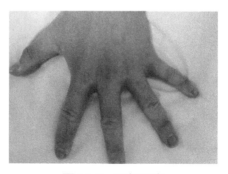
图 38-3　手部丘疹

【辅助检查】

未查。

【诊断及诊断依据】

根据包皮、阴囊结节、指缝类似皮疹、瘙痒剧烈等表现，诊断为疥疮。

【治疗经过】

外用药物：外用 10% 硫磺软膏（儿童使用 5%），12 岁以下者一次不超过 20 g，12 岁以上者一次不超过 30 g。连涂 3 天停 1 天，为 1 个疗程。除面、颈部以外，全身涂抹药物，治疗期间不能洗澡、换衣服等，第 4 天可用热水及肥皂洗澡，治疗后若仍有皮疹或夜间瘙痒等情况，可给予重复治疗，直至痊愈。外阴结节处给予中弱效果糖皮质激素软膏外用。应嘱咐患者避免与其他人密切接触，家人如有相似情形应一同治疗。治疗后将使用过的衣服、床单、被褥、毛巾等用水煮沸消毒或烫洗暴晒。

内用药物：瘙痒明显者应口服抗组胺药，可给予口服左西替利嗪 5 mg、每天 1 次，如有继发感染者可加用抗生素。

病例分析

本例患者为青少年男性，病程 1 月余，皮损外用激素类软膏无效，皮损分布于皮肤薄嫩部位，以阴囊、阴茎及双手指缝间为主，皮损以粉红色丘疹、丘疱疹或结节为主要损害，自觉瘙痒症状显著，夜间加重，影响睡眠，根据临床表现可诊断为疥疮。

疥疮是由人型疥螨寄生于皮肤所致的传染性皮肤病，是通过接触（包括性接触）传播的疾病，传染性很强。本病例根据病程时间、皮疹分布部位及皮疹特点可以明确诊断，但仍需与痒疹、丘疹性荨麻疹、湿疹进行鉴别。

有的患者出现症状后，未及时到医院就诊，自行外用糖皮质激素类药物，这反而会造成皮疹的形态及特征的不典型，使得疥疮临床表现多种多样，极易被误诊。临床医生需要仔细询问患者的直接或间接接触史，问其同居者或者身边是否有类似症状者，仔细观察疥疮好发部位（如双手指缝、肘窝、腋窝、脐周、生殖器、腹股沟、足趾间等皮肤薄嫩部位）是否有红色丘疹或疥疮隧道或疥疮结节，有时也要进行必要的检查；但疥螨病原学镜检阳性率低，临床常用刮皮涂片法，敏感性仅为 46%。因为疥螨寄生部位较深，为提高阳性率在刮取患处时尽量稍用力取材，可能会刮破皮损而导致出血，所以要提前告知患者，争取理解。在详细全面的体格检查后，若发现有隧道，在小白点处轻挑（当然临床上常常未能见到典型隧道）可取到雌虫；若有水疱，针挑法取疱液也可取到。除此之外，也可选用皮肤镜检查，有研究报告皮肤镜检出疥螨的阳性率高于经典刮片法。

若患者瘙痒症状显著，皮损表现与湿疹、痒疹等皮肤瘙痒性疾病难以鉴别、常规治疗效果不佳时，可先按疥疮诊断性治疗 1～2 个疗程并随访；若发现患者皮损红色硬结颜色变暗，较前有好转，则佐证了疥疮的诊断，可减少误诊误治的发生。

该患者为在校学生，较多学生对疥疮传播方式和治疗方法的知晓率较低，常常会共用被褥和混穿衣裤等，疥疮校内传播可能造成流行。因此加强学生卫生健康教育，对减少疥疮传播具有十分重大意义。

笔记

吴焱教授病例点评

疥疮是由疥螨在人体皮肤表皮层内寄生引起的接触性传染性皮肤病。临床表现以皮肤皱褶处、柔嫩处出现丘疹、水疱及隧道，阴囊有瘙痒性结节、剧烈瘙痒（尤其是夜间明显）为特点，可在家庭及接触者之间传播。有乡村旅游史、工棚居住史，或居住地潮湿、卫生条件差，加上全身多处的丘疹、剧烈瘙痒、抓破、结节等，易于诊断。但早期可能和湿疹、痒疹、过敏等疾病不易鉴别。治疗上除严格按照说明书用药外，及时换洗衣物和被褥、打扫居住环境卫生等也很重要。

【参考文献】

1. 万红新. 疥疮误诊 81 例分析. 河南医学高等专科学校学报，2021，33（4）：410-412.

2. 吴跃，曹召武，张辉. 住校学生疥疮患者 152 例分析. 中国校医，2021，35（3）：185-187.

（袁娜 刘静 整理）

病例 39
坏疽性脓皮病

【基本信息】

患者，女性，26岁。主因"外阴溃疡2个月伴疼痛"来我院就诊。

现病史：患者2个月前无明显诱因发现外阴阴阜处出现一处绿豆大小红色丘疱疹，破溃后有脓液渗出，皮疹缓慢增大，间断流脓结痂，并且左臀外侧、面颊出现散在类似丘疱疹，不伴发热、瘙痒等。2周后就诊于北京某医院，诊断为"毛囊炎"，给予口服盐酸米诺环素、头孢呋辛，外用甲硝唑凝胶。用药1周后未出现新发皮疹，但原有皮疹持续不愈，遂就诊于北京另一医院，诊断为"毛囊炎"，给予换用口服头孢地尼、丹参酮、点舌丸（共计2个月），外敷大黄、牛黄及复方多黏菌素B治疗，未见明显效果，皮疹反复流脓结

笔记

痂，结痂抠破后出现溃疡。再次就诊于某中医院，考虑"毛囊炎伴感染"，给予加用皮肤病血毒丸口服，外用康复新液、碘伏、夫西地酸乳膏，患者面部皮疹逐渐愈合，未见反复，但外阴及臀部皮疹面积仍然不断扩大，并融合成片，遂就诊于我科。患者发病以来，饮食可，睡眠较差，二便正常，体重下降 5 kg。

既往史：否认高血压、糖尿病、肾脏病病史，否认肝炎、结核病史，否认胃溃疡和青光眼病史。否认手术、外伤史及输血史，否认食物、药物过敏史。

个人史：生于原籍，无外地久居史。否认放射线及毒物接触史。否认吸烟、饮酒史，否认冶游史。适龄结婚，未育，家人体健。

【体格检查】

体温 36.5 ℃，脉搏 116 次 / 分，呼吸 20 次 / 分，血压 140/87 mmHg。全身浅表淋巴结未触及肿大，质软，无触痛，余浅表淋巴结未及异常肿大。口腔黏膜未见异常，颈软无抵抗，双肺呼吸音粗，未闻及干湿性啰音及胸膜摩擦音。全身无压痛及反跳痛，腹部未触及包块，肝、脾、胆囊未触及，移动性浊音阴性。四肢、关节未见异常，活动无受限，双下肢无水肿，双侧 Babinski 征阴性。

皮肤科查体：阴阜正中见 3 cm×2 cm 大小，右侧大阴唇外侧阴毛区见 6 cm×10 cm 大小近似椭圆形长带状红色浸润性隆起性斑块，皮损边缘有一隆起条带，宽约 2 cm，皮损表面可见脓血性分泌物及黑痂；左臀部可见 2 cm×1 cm 大小暗红色椭圆形斑块，表面红肿、流脓、结痂，界限清楚，触痛阳性（图 39-1，图 39-2）。

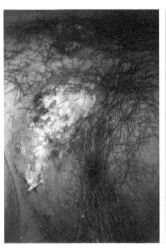
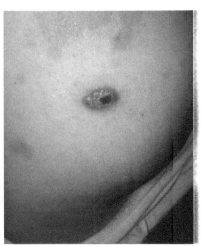

图 39-1　外阴皮损表面可见
脓血性分泌物

图 39-2 臀部皮疹

【辅助检查】

WBC 7.16×10^9/L，NE% 76.11.%，血沉 27 mm/h；乙肝五项、丙肝、HIV、梅毒、疱疹均阴性；脓液细菌培养：阴性；脓液真菌培养：毛癣菌属。CRP：20 μg/L。促甲状腺激素（外院）：5.15 μIU/mL，余正常。

皮肤组织病理（外阴）：被覆复层鳞状细胞之黏膜组织，表皮可见角化亢进及角化不全，并见少量挖空样细胞，真皮及浅筋膜中可见大量淋巴细胞、中性粒细胞、浆细胞等混合炎细胞浸润，建议特殊染色排除特殊感染。

皮肤组织病理（左臀）：表皮局灶破溃，轻度角化不全，上皮脚延长，基底层液化变性，真皮浅层及血管周围大量混合炎细胞浸润；部分上皮异形，并见病理性核分裂象，建议随访。

皮肤组织病理（左臀）（外院）：表皮假上皮瘤样增生，真皮浅中层弥漫淋巴细胞、嗜中性粒细胞、组织细胞、嗜酸性粒细胞浸润，符合感染性肉芽肿。

脓液培养（外院）：咽峡链球菌，利奈唑胺、万古霉素敏感，左氧氟沙星、红霉素、克林霉素耐药。

真菌镜检和培养（外院）：阴性。T-SPOT（外院）：阴性。

会阴部超声（外院）：皮层至皮下可见低回声区，大小 0.6 cm×2.5 cm×1.9 cm，0.7 cm×3.4 cm×2.0 cm，边界尚清晰，内回声分布欠均匀，彩色多普勒显示其血流信号丰富。超声提示会阴部皮层至皮下低回声病变，炎症？

【诊断】

坏疽性脓皮病。

【治疗经过】

就诊后完善各项检查，给予皮肤组织病理活检及脓液细菌及真菌培养。患者局部红肿溃疡明显，考虑感染性疾病可能性大，给予注射用头孢曲松 2 g ivgtt qd 治疗 1 周，患者皮损表面脓液消失。继续给予盐酸米诺环素 100 mg po bid 治疗 1 周，患者皮损颜色变暗，但面积未见缩小，组织病理活检及脓液培养结果为毛癣菌属，考虑真菌感染引起的感染性溃疡可能性大，给予伊曲康唑胶囊 200 mg po bid 治疗 12 周，治疗第 2 周时皮损面积明显变小，之后治疗未见新发皮疹，皮损中央渐渐恢复正常，但是皮损有匐行性边缘扩展的特点，至第 9～12 周时边缘进展明显，遂停药，转诊至北京另一医院皮肤科门诊就诊。再次行真菌镜检及培养检查，结果为阴性；皮肤组织病理再次示混合炎细胞浸润，脓液培养示咽峡链球菌，仅对利奈唑胺、万古霉素敏感。门诊考虑肉芽肿、坏疽性脓皮病，暂给予醋酸泼尼松片 3 片 po qd、阿奇霉素 250 mg po qd 治疗。2 个月后收入院给予万古霉素 1 g q6h 输液治疗 9 天、醋酸泼尼松龙片 3 片 po qd 治疗 9 天，并给予莫匹罗星、多黏菌素 B 外用，聚维酮碘溶液湿敷换药治疗，患者阴部及左臀部皮疹边缘结痂较前大部分脱落、变薄，无脓液渗出。完善皮肤活检示表皮不规则增生，真皮内大量新生血管伴淋巴细胞、嗜中性粒细胞及浆细胞浸润，复查皮肤拭子培养阴性，考虑坏疽性脓皮病可能性大，停用万古霉素，醋酸泼尼松龙片加量至每日6片 po qd，1 周后加美沙拉秦 50 mg po tid 治疗。患者阴阜及左臀部斑块明显扁平、面积略有减小，未见新发皮损，给予出院后继续美沙拉秦 50 mg po tid、醋酸泼尼松龙片 6 片 po qd 治疗，同时替普瑞酮胶囊 1 片 po qd，氯化钾缓释片 1 片 po tid，碳酸钙片 1 片 po qd，同时注意监测血压，口服美托洛尔片 12.5 mg po bid 治疗。激素口服半年，逐渐减量至停止。

【随访】

出院后 1 个月复诊，未见新发皮损，原皮损区颜色变暗，可见暗红色凹陷斑片。半年后再次电话随访，未复发，留下萎缩性瘢痕。

病例分析

患者为青年女性，慢性病程，主因"外阴溃疡 2 个月伴疼痛"就诊。系统查体：未见异常。皮肤科查体：阴阜中央、外阴及左臀部可见较大溃疡面，表面可见脓液血痂，周边隆起，逐渐扩大。多次组织病理活检考虑感染性肉芽肿，最后 1 次活检示表皮不规则增生，真皮内大量新生血管伴淋巴细胞、嗜中性粒细胞及浆细胞浸润，考虑坏疽性脓皮病。根据病史、体征、临床表现、组织病理、免疫组化、实验室及影像学检查，该患者诊断明确。采用激素和美沙拉秦治疗，患者皮疹面积未见增大，原溃疡面愈合。

坏疽性脓皮病是一种少见的炎症性嗜中性皮病，好发于 20～50 岁女性，发病机制包括遗传易感性和免疫失调等。

临床特点：初起为丘疹、水疱，很快中心破溃，不断向四周扩大且向深部发展；中央为溃疡面，边缘为紫红色隆起，边缘下方组织有潜行性破坏；皮损直径大小不等，可达 10 cm 或更大；单发或多发；好发于下肢、臀部及躯干；自觉疼痛；慢性病程；患者可伴有溃疡性结肠炎、类风湿性关节炎、局限性肠炎或副蛋白血症。

临床分型：①常见型：溃疡型，脓疱型，大疱型，增殖型；②少见型：口缘型，手术外伤型，生殖器型，婴儿型。

治疗：①局部治疗：激素、他克莫司、抗生素。②系统治疗：一线，激素、免疫抑制剂（环孢素、甲氨蝶呤、吗替麦考酚酯等）；二线，英夫利西单抗、沙利度胺、秋水仙碱、氨苯砜等；三线，乌司奴单抗、苏金单抗等。

组织病理：①从溃疡处取材：表皮缺如；真皮全层乃至皮下组织中弥漫、致密以嗜中性粒细胞为主的浸润，偶见多核组织细胞；一般近溃疡处为以嗜中性粒细胞为主的急性炎症改变，溃疡处则为慢性炎症或肉芽肿改变。②从溃疡边缘的活动性损害处取材：表皮呈假上皮瘤样增生；表皮细胞间水肿，并可致表皮内水疱形成；表皮内可出现以嗜中性粒细胞集聚而成的脓疱；真皮内可见血管炎改变，或为淋巴细胞性血管炎，即管周嗜中性粒细胞浸润，核尘，血管壁纤维素物质沉积，有血管外红细胞；真皮乳头水肿，严重时可致表皮下水疱形成。

关于坏疽性脓皮病是否有血管炎的改变报告不一，多数认为有血管炎，在溃疡的活动性边缘常可见淋巴细胞性血管炎改变。坏疽性脓皮病可以是特发性的，独立发病；也常合并炎症性肠病、类风湿性关节炎、白血病等系统性疾病，因此，需要考虑有无消化系统、骨骼肌肉系统症状或行胃肠镜检查。此外，坏疽性脓皮病也可能是综合征的表现之一，需进行排他性诊断，详细询问病史、完善检查。

伦文辉教授病例点评

该例患者在确诊之前被诊断为毛囊炎、皮肤感染等，在皮损处也培养出了多种细菌和真菌，单纯的抗菌治疗虽然有效，但无法从根本上解决问题。患者最终确诊为坏疽性脓皮病，其是一种少见的慢性、复发性、炎症性疾病，以坏死性、疼痛性皮肤溃疡为特征，不进行治疗可以进展到危及患者生命的程度。该病最常发生于四肢，尤其以下肢多见，外生殖器部位也可发生。该病初发时的皮损是丘疹、水疱、血疱、脓疱及结节等，容易引起误诊，但皮损可以融合，迅速形成坏死和溃疡，容易合并细菌和真菌感染，单纯抗细菌和真菌治疗效果不好。目前该病的公认一线治疗方案是糖皮质激素治疗，起始剂量一般为 1 mg/（kg·d）；合并细菌、真菌感染时要根据药敏情况选择合适的抗菌药物。近年来，生物制剂 TNF-α 拮抗剂用于治疗坏疽性脓皮病取得了很好的效果，其可以联合激素使用也可以单独使用。

【参考文献】

1. QUIST S R，KRAAS L. Therapieoptionen beim Pyoderma gangraenosum. J Dtsch Dermatol Ges，2017，15（1）：34-41.

2. 朱学骏，涂平，陈喜雪，等 . 皮肤病的组织病理学诊断 . 北京：北京大学医学出社，2016.

（庞艳华　整理）

病例 40
激素治疗天疱疮诱发乙肝病毒激活

📋 病历摘要

【基本信息】

患者，女性，28岁。主因"全身起水疱4个月，肝功能异常1个月"收住院。

现病史：患者4年前体检发现HBsAg阳性，肝功能一直正常。4个月前因全身皮肤出现水疱，在当地医院确诊为天疱疮。3个半月前，使用激素治疗（剂量不详）2周后出现肝功能异常，查ALT 600 U/L，转诊至当地上级医院进一步诊治，上级医院继续给予糖皮质激素治疗，方案为甲泼尼龙 80 mg/d，2天后改为 40 mg/d，共15天；后改为口服泼尼松 25 mg/d，共9天，水疱渐干瘪。在使用激素的过程中，肝功能明显恶化，查ALT 756 U/L，TBIL 64 μmol/L，当地给予拉米夫定和异甘草酸镁注射液等保肝治疗。出院前查 HBV-DNA 2.55×10^7 copies/mL，肝功能 ALT 1235 U/L，TBIL 355.1 μmol/L，DBIL 215.1 μmol/L，为进一步治疗，来我院。

既往史：否认心脏病、高血压、糖尿病病史。否认药物过敏史。

个人史：无特殊。

【体格检查】

体温 36.5 ℃，脉搏 90 次 / 分，呼吸 20 次 / 分，血压 130/80 mmHg。生命体征平稳，满月脸，全身皮肤黏膜重度黄染，躯干、四肢皮肤可见散在暗红色斑，双侧颊黏膜可见白色假膜形成。心、肺听诊无明显异常，腹部饱满，有压痛、反跳痛，移动性浊音阳性。肠鸣音 4 次 / 分。双下肢水肿。

【辅助检查】

HBsAg（+），HBeAb（+），HBcAb（+）。

凝血系列：PT 29.40 s，PTA 21.20%。

彩超：肝脏弥漫性病变伴脂肪变，胆囊壁毛糙，双边征，脾不大，腹水，双侧胸腔积液。

【诊断】

天疱疮，慢性乙型病毒性肝炎（重型），亚急性肝衰竭，腹水并感染，胸腔积液。

【治疗经过】

入院后给予恩替卡韦抗病毒，异甘草酸镁注射液、谷胱甘肽等保肝，白蛋白及血浆等营养支持及纠正肝衰竭、改善肝功能，头孢米诺抗感染等，患者病情危重，住院 1 周后查 ALT 172.5 U/L，AST 118.2 U/L，TBIL 424.8 μmol/L，DBIL 246.3 μmol/L，PTA 17%。

【随访】

住院 9 天，患者自动出院，回当地治疗。

病例分析

　　患者为 HBsAg 携带者，肝功能检查正常，患天疱疮治疗 2 周后肝功能出现异常，因天疱疮疾病未得到有效控制，继续予以大剂量糖皮质激素治疗导致肝功能进一步恶化，引发慢性重症乙型肝炎和亚急性肝衰竭。结合患者现病史及诊疗经过，考虑肝功能持续恶化与较高的 HBV-DNA 病毒含量可能存在一定联系，分析糖皮质激素在治疗天疱疮过程中可能激活了 HBV（HBV 再激活通常是在化疗或免疫抑制治疗过程中或紧随其后发生 HBV-DNA 升高 10 倍以上或其绝对值 $> 10^9$ copies/mL），HBV 大量复制继发重症乙型病毒性肝炎以致肝衰竭。

　　天疱疮为一组累及皮肤黏膜、以表皮内水疱为主要特征的大疱性皮肤病，其本身不累及肝脏等内脏器官，且治疗方法较为单一。糖皮质激素是治疗天疱疮等自身免疫性疾病的首选药物，其本身并不会直接造成肝脏损伤；但是近年来糖皮质激素等免疫抑制治疗引起的 HBV 再激活引起严重肝损伤，甚至肝衰竭的问题已受到极大的关注。糖皮质激素能够直接作用于 HBV 基因组中的皮质激素应答元件，直接促进 HBV 复制，因而更容易导致 HBV 的再激活。

　　综上所述，糖皮质激素可能是造成重症乙型病毒性肝炎及肝衰竭的诱发因素。一般情况下，抗病毒治疗应该在免疫抑制治疗之前 2～3 周开始，并覆盖全部免疫治疗疗程。对于仅行预防性抗病毒的

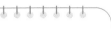
患者，抗病毒药物的预防应覆盖免疫抑制治疗的整个时期，以及在免疫抑制剂终止后的 12～18 个月，以免引起病毒激活、复制导致重症肝炎甚至肝衰竭。

伦文辉教授病例点评

该例患者是一个天疱疮的患者，天疱疮属于免疫性皮肤病，并不属于感染性皮肤病，之所以把这个病例入选本病例集是因为该患者除了有 4 个月的天疱疮病史外，还是 HBV 携带者。糖皮质激素是治疗天疱疮的一线治疗方案，并且需遵循降阶梯的治疗策略，在开始的时候应用糖皮质激素的量一般较大。该例患者在使用糖皮质激素治疗天疱疮的过程中，出现了 HBV 的再激活，不但 HBV-DNA 的病毒载量升高，肝功能异常，还出现了肝炎的症状。HBV 再激活定义为既往 HBV 病毒载量水平稳定或检测不到的患者 HBV 复制突然增加，其标志是 HBV-DNA 水平升高，通常伴随着肝损伤；在 HBsAg 携带者中，重新进行 HBV-DNA 检测发现其绝对值 > 10^9 copies/mL 或 HBV-DNA 水平较基线时升高 10 倍可确诊为再激活。最近若干年，除了糖皮质激素和其他免疫抑制剂外，生物制剂也越来越广泛地被应用于皮肤科，一些生物制剂如 TNF-α 拮抗剂，在使用前要详细询问患者病史，做好用药前检查，以确定是否有 HBV、HIV、HCV 及结核杆菌等潜在感染，如存在潜在感染，要同时应用抗病毒药物或抗结核药物进行预防性治疗，从而避免潜在病毒或结核杆菌感染的再激活。

【参考文献】

1. YEO W，JOHNSON P J. Diagnosis，prevention and management of hepatitis B virus reactivation during anticancer therapy. Hepatology，2006，43（2）：209-220.

2. 贲屹然，陈国林. 免疫抑制治疗相关的慢性乙型肝炎患者 HBV 再激活与预防. 肝脏，2021，26（9）：1041-1043.

3. LUBEL J S，TESTRO A G，ANGUS P W. Hepatitis B virus reactivation following immunosuppressive therapy：guidelines for prevention and management. Intern Med J，2007，37（10）：705-712.

4. SHI Y，ZHENG M. Hepatitis B virus persistence and reactivation. BMJ，2020，370：m2200.

（魏春波　整理）

病例 41
HAART 引起的重症药疹

病历摘要

【基本信息】

患者，男性，31岁。主因"反复发热3个月，HIV抗体阳性2月余，皮疹23天"就诊。

现病史：患者3个月前无明显诱因反复发热，体温39 ℃以上，畏寒、无寒战，咳嗽、咳少量白痰，无呼吸困难，2个月前就诊于当地医院，查HIV抗体结果为阳性，$CD4^+T$淋巴细胞14个/μL，CT提示肺部炎症，应用莫西沙星治疗10余天，体温降至正常，停用后再次发热。约1个月前开始服用复方新诺明3片、每日3次，静脉滴注利福平，口服异烟肼、吡嗪酰胺抗结核治疗，体温降至正常。26天前开始依非韦伦＋拉米夫定＋替诺福韦抗病毒治疗，23天前出现周身皮疹。13 天前再次出现发热，皮疹无好转，查肝功能提示出现肝损害，ALT 935 U/L，AST 549 U/L，TBIL 39 mmol/L，DBIL 31.7 mmol/L。9 天前停用抗病毒药物、抗结核药物及复方新诺明，给予保肝治疗，应用甲泼尼龙 40 mg 静脉滴注、每日 1 次、连续 4 天，病情无好转，仍反复发热，伴下肢水肿。1 周前出现阴囊、阴茎肿胀、糜烂、渗液，肛周糜烂渗液，涂片见真菌感染，应用氟康唑治疗，4 天前加量为 80 mg，体温降至正常。3 天前应用甲泼尼龙 75 mg，每日减量 5 mg 至入院前一天，患者再次发热，为进一步诊治来我院。患者发病以来，精神欠佳，食欲一般，二便如常，体重无明显变化。

流行病学史：既往有同性性行为史，3 年前曾吸食冰毒半年，已戒。否认输血史。

既往史：平素健康状况一般，否认高血压、冠心病、糖尿病病史，否认其他传染病病史，否认食物、药物过敏史，否认手术、外伤史。

个人史：生于原籍，无地方病疫区居住史，无传染病疫区生活史，无冶游史，否认吸烟史，间断少量饮酒，未婚，无子女。

家族史：否认家族中有类似病患者，否认遗传病病史。

【体格检查】

体温 36.5 ℃，脉搏 68 次 / 分，呼吸 18 次 / 分，血压 120/70 mmHg。神志清楚，精神佳，自主体位，查体合作，全身浅表淋巴结未触及肿大。头部、心、肺、腹部和神经系统检查未见异常。

皮肤科查体：四肢、躯干可见弥漫性暗红色斑丘疹，部分有融合，伴水疱、大疱，以腰部、臀部、大腿内侧及双足为主，大部分皮肤剥脱、糜烂、渗液（总面积＞30%），尼科利斯基征（+），伴糠秕样脱屑，遗留色素沉着。口腔黏膜可见糜烂，阴囊、阴茎肿胀，外阴黏膜糜烂、渗液，肛周糜烂、渗液，右侧球结膜少量渗血（图 41-1 ～图 41-3）。

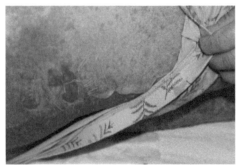 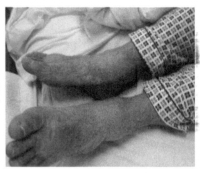

图 41-1 腰部皮疹 　　　　　　　图 41-2 足部皮疹

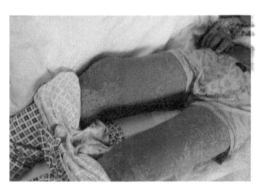

图 41-3 下肢皮疹

【辅助检查】

血常规：WBC 7.93×10^9/L，NE% 46.40%，MO% 14.00%，MO 1.11×10^9/L，EO% 7.61%，EO 0.60×10^9/L。

血生化：K^+ 3.18 mmol/L，ALB 34.9 g/L，TP 59.3 g/L，ALT 212.8 U/L，AST 44.4 U/L，TBIL 19.6 μmol/L，DBIL 12.8 μmol/L，LDH 384.8 U/L，肌酐（酶法）CREA 51.5 μmol/L，CK 35.7 U/L，CK-MB 40.2 U/L，HBDH 262 U/L，CO_2 30 mmol/L。

笔记

T-SPOT（＋），HIV-RNA 93 copies/mL，自身抗体（－），结核抗体（＋）。T 淋巴细胞亚群：$CD3^+CD4^+$ 130 个 /μL。TPPA（－），TRUST（－）。

胸部 CT：纵隔内及左肺门淋巴结增大，淋巴结结核？双肺感染性病变，双肺及右侧斜裂结节灶，炎性结节不除外，请结合临床，心包少量积液。腹部 CT 平扫：未见明显异常。头颅 CT 平扫：颅内未见明显异常。

心脏超声：心脏结构未见明显异常。

心电图：正常。

【诊断】

重症药疹（中毒性表皮坏死松解症），艾滋病，肝功能损害，肺结核，低蛋白血症，低钾血症。

【治疗经过】

停用抗逆转录病毒药物，停用外院抗结核药物，给予甲泼尼龙、复方甘草酸苷、葡萄糖酸钙、维生素 C 积极抗过敏，积极水化治疗，患者皮疹逐渐消退，重启抗结核治疗（异烟肼、乙胺丁醇、吡嗪酰胺和左氧氟沙星），后再次出现皮疹，伴发热，考虑再次出现药疹加重，遂停用抗结核治疗，此后患者周身弥漫红斑，上下肢和臂部可见散在小水疱，部分融合成大疱，出现破溃和表皮松解剥脱。

停用可疑药物，继续氯雷他定、西替利嗪、维生素 C、葡萄糖酸钙、复方甘草酸苷抗过敏治疗。甲泼尼龙 80 mg，丙种球蛋白 25 g 静脉滴注 5 天。糜烂处外用紫草油，渗液处湿敷康复新液。抽吸大疱，预防皮肤感染。此后患者经过积极治疗后皮肤水疱逐渐结痂，部分皮疹脱屑，体温正常。此后将甲泼尼龙逐渐减量到 40 mg 静脉滴注，每日 1 次，此时因表皮大片剥脱，皮肤大量暴露，加用莫西沙星预防性抗细菌感染并兼顾结核治疗，但患者再次出现皮疹加重。停用莫西沙星，将甲泼尼龙调整为 60 mg 静脉滴注，每日1 次，患者皮疹逐渐消退，体温正常。待过敏状态解除后启动抗结核后行 HAART。

📋 病例分析

中毒性表皮坏死松解症（toxic epidermal necrolysis，TEN）属重症药疹，发病急，皮疹可以迅速发展至全身。皮疹特点为暗红色斑片，可以迅速融合成片，并在红斑基础上发生融合性大疱，皱褶部位及受压部位的大疱易破形成大片表皮剥脱，易造成患者电解质失衡、低蛋白血症等其他全身中毒症状，常伴高热和内脏损害。

易引起 TEN 的药物包括磺胺类、卡马西平、别嘌醇、巴比妥类、抗结核药，非核苷类反转录酶抑制剂奈韦拉平、依非韦伦也可导致严重的药疹如史 – 约综合征、中毒性表皮坏死松解症、红皮病。患者发疹前有用药史，约 1 个月前使用过复方新诺明（磺胺甲噁唑与甲氧苄啶的复方制剂）、利福平、异烟肼、吡嗪酰胺抗结核药物，26 天前开始使用依非韦伦 + 拉米夫定 + 替诺福韦鸡尾酒疗法抗病毒治疗，23天前出现周身皮疹。药疹首次用药的潜伏期一般为 4 ～ 20 天，后出现临床症状。患者在服用抗逆转录病毒药物 3 天后出现发热、皮疹及肝功能损害，考虑药物性肝损害，以抗逆转录病毒药物中依非韦伦可能性大。患者 HIV 抗体阳性，CD4+ T 淋巴细胞低于 200 个 /μL，艾滋病诊断明确。患者院外反复发热，抗结核治疗有效，肺结核诊断延续。由于患者免疫缺陷，反复发热，咳嗽、咳痰，院外 CT 提示肺部炎症，考虑肺部感染诊断明确，细菌感染可能性大，警惕真菌、

笔记

病毒感染可能。

入院后予以甲泼尼龙、复方甘草酸苷、维生素 C 和葡萄糖酸钙积极抗过敏治疗，继续水化治疗。患者过敏状态不能缓解，重型药疹反复发生，肺部结核不能控制，ART 不能启动，提示预后差。

吴焱教授病例点评

药疹临床常见，尤其是在 HAART 时代早期，由于抗 HIV 药物选择余地较小，且需要联合用药，常易出现药物过敏反应。在所有因使用抗 HIV 药物导致的过敏中，各种类型的皮肤药物过敏表现都可见到，其中皮疹是最常见的；如果同时使用治疗机会性感染的药物，如抗结核药物，会增加药疹的概率。早期以奈韦拉平、依非韦伦等引起的皮疹最为常见，严重者可有 TEN、史 – 约综合征、红皮病等表现。因此，启动 HAART 的早期，需要患者最长间隔半个月随访 1 次，以便能及时发现药物不良反应。

【参考文献】

1. 崔文颖，高艳青，宋映雪，等 . 艾滋病并发红皮病型药疹 10 例临床分析 . 实用皮肤病学杂志，2015，8（6）：432-434.

2. 王玉石 . 艾滋病患者应用依非韦伦抗病毒治疗后的不良反应分析 . 世界最新医学信息文摘，2015，15（29）：95.

3. 陶鹏飞，杨欣平，宋晓燕，等 . HAART 治疗艾滋病致全身剥脱性皮炎 6 例的护理 . 中国误诊学杂志，2010，10（11）：2689-2690.

（袁娜　赵天威　整理）

病例 42
HIV 合并小汗腺汗孔癌

病历摘要

【基本信息】

患者，男性，33 岁。主因"头皮肿物 6 年余，术后复发伴破溃渗出"入院。

现病史：6 年余前，患者头顶部出现一黄豆大小红色丘疹，无痛痒，就诊于当地医院，考虑"囊肿"，行手术切除治疗。3 年前肿物复发，在 5 个月内增长至直径 5 cm，就诊于神经外科行"肿物切除术"，术后病理：鳞状细胞癌，中度分化。1 年前肿物再次复发，迅速增大，直径约 15 cm，中心破溃、渗出，偶有疼痛。

既往史：感染 HIV 5 年，目前 CD4$^+$T 淋巴细胞 948 个 /μL；血友病 5 年余，药物治疗，控制可；梅毒史 5 年，经正规驱梅治疗后，

TRUST 转阴。否认药物过敏史。否认外伤史、手术史。

个人史：无烟酒嗜好。

【体格检查】

体温 36.5 ℃，脉搏 81 次 / 分，呼吸 21 次 / 分，血压 110/76 mmHg。神志清楚，慢性病容。口腔黏膜无异常，颈软无抵抗；双肺呼吸音清，未闻及干湿啰音及胸膜摩擦音；心律齐，各瓣膜听诊区未闻及病理性杂音；腹部平坦，全腹无压痛及反跳痛，腹部未触及包块，肝、脾、胆囊未触及；双下肢无水肿，四肢肌力、肌张力正常；全身浅表淋巴结未及肿大。

皮肤科查体：头皮可见淡红色皮肤肿物，直径约 15 cm，边界尚清，中心破溃，有血性及脓性分泌物渗出（图 42-1）。

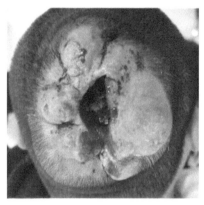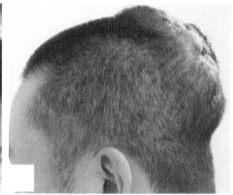

图 42-1　头部肿物中心破溃

【辅助检查】

辅助性 T 细胞亚群：$CD3^+$ 2175 个 /μL，$CD4^+$ 948 个 /μL。

肿瘤标志物未见异常。

头部 CT：部分颅骨受损。

皮损组织病理检查：真皮内由汗孔瘤样细胞组成的肿瘤细胞团块，肿瘤部分与表皮相连，团块内可见明显管腔形成，周边细胞不呈栅栏状排列。免疫组化：EMA 阳性，CEA 在导管分化部分呈阳性表达。特殊染色结果：PAS（散在＋）。

【诊断】

小汗腺汗孔癌，艾滋病，血友病。

【治疗经过】

一般支持治疗：卧床休息、加强营养；密切监测病情、生命体征。

病因治疗：破溃处定期清创换药，避免继发感染。肿瘤局部注射干扰素，抑制肿瘤生长。择期行手术切除治疗。

并发症治疗：①抗感染治疗：针对艾滋病，继续 HAART，定期复查 CD4$^+$T 淋巴细胞计数及肝肾功能指标。②梅毒：患者经正规驱梅治疗后 TRUST 转阴，定期复查梅毒血清学指标。③血友病：避免外伤，继续目前药物治疗。

【随访】

患者在我院清创换药后未行进一步治疗，后失访。出院时查体：神志清楚，精神可，皮肤及巩膜无黄染，双下肢无水肿，双肺呼吸音清，无干湿啰音，心律齐，未闻及病理性杂音，腹软，无压痛及反跳痛，移动性浊音阴性，肠鸣音 2 ～ 3 次／分，四肢肌力、肌张力正常，生理反射存在、病理反射未引出。

病例分析

本例患者头皮肿物巨大，进展迅速，表面破溃、出血。组织病理示真皮内可见由汗孔瘤样细胞组成的肿瘤细胞团块，有明显的管腔形成，周边细胞不呈栅栏状排列。免疫组化染色示 EMA 阳性，CEA 在导管分化部分呈阳性表达。特殊染色示 PAS 染色阳性。综上，小汗腺汗孔癌诊断明确。

小汗腺汗孔癌又称恶性小汗腺汗孔瘤，是一种罕见的起源于外分泌汗腺表皮内部分的恶性肿瘤，由 Pinkus 和 Mehregan 于 1963 年首次报告。小汗腺汗孔癌是最常见的恶性汗腺肿瘤，占皮肤肿瘤的 0.005% ～ 0.01%。病因不明确，可能的诱发因素包括免疫抑制、长期暴露于杀虫剂及紫外线。本病例为 HIV 感染者，肿瘤多次复发并且增长迅速，伴破溃、渗出，考虑与患者处于免疫抑制状态有关。

小汗腺汗孔癌好发于老年女性，好发部位依次为下肢、躯干、头和上肢。常表现为疣状的斑块、结节、溃疡性或息肉状损害，直径为 0.4 ～ 20.0 cm（平均 2.0 cm），轻微外伤后易出血。需要与鳞状细胞癌、基底细胞癌、鲍恩病、脂溢性角化或化脓性肉芽肿等进行鉴别。该病例既往曾诊断为鳞状细胞癌，后证实当时的病理切片应诊断为小汗腺汗孔癌，这提示临床医生应认真辨别两者，避免误诊。

组织病理可见肿瘤局限于表皮或蔓延至真皮，瘤细胞由不典型性嗜伊红鳞状细胞样细胞和基底样细胞组成，以前者为多，瘤细胞核大、深染，病理性核分裂象多见，肿瘤可见广泛的透明细胞改变、空泡化细胞及导管分化结构。皮肤镜下可见中央非均质化的白色无结构区，表面弥漫分布粗大的分支状血管。免疫组化显示 EMA 或 CEA 表达，有助于突出肿瘤的导管分化，但不能用于区分良恶性。因肿瘤细胞胞质富含糖原，故 PAS 染色阳性。

在一项研究中小汗腺的局部复发率为 17%，区域淋巴结转移率为 19%，远处转移率为 11%。有丝分裂、淋巴管侵犯和肿瘤深度≥ 7 mm 往往提示患者预后较差。

手术切除是治疗汗孔癌的主要方法，包括电灼、简单切除、手术切缘阴性的广泛局部切除和莫氏显微外科手术。该病确诊后应尽早将病灶完全切除。

伦文辉教授病例点评

该病例是小汗腺汗孔癌合并细菌感染的病例。小汗腺汗孔癌是非常少见的病例，HIV 感染合并小汗腺汗孔癌就更加少见了。该病的难点在于正确诊断及治疗。该例患者临床表现为头顶巨大肿物基础上的巨大溃疡，伴有大量脓性物质，在若干年前初次发病时曾经做过手术切除肿物，被误诊为鳞状细胞癌，手术后又复发。患者外周血 CD4$^+$ T 淋巴细胞计数 948 个 /μL，正在抗 HIV 治疗中，但是肿瘤组织增长迅速，并出现坏死、继发感染，这些都给治疗带来很大的挑战。

【参考文献】

1. PINKUS H, MEHREGAN A H. Epidermotropic eccrine carcinoma. A case combining features of eccrine poroma and Paget's dermatosis. Arch Dermatol, 1963, 88: 597-606.

2. SHOJI M K, TRAN A Q, LAZZARINI T A, et al. Basal cell carcinoma and eccrine porocarcinoma of the eyelid. Ophthalmic Plast Reconstr Surg, 2021, 37 (2): e53-e56.

3. JOSHY J, MISTRY K, LEVELL N J, et al. Porocarcinoma: a review. Clin Exp Dermatol, 2022, 47 (6): 1030-1035.

4. 何月，李林烨，刘芳芳，等. 小汗腺汗孔癌的临床研究进展. 内蒙古医学杂志, 2021, 53 (6): 701-704.

5. RODRÍGUEZ-JIMÉNEZ P, REOLID A, BRABYN P, et al. Mohs surgery outside usual indications: a review. Acta Dermatovenerol Croat, 2020, 28 (7): 210-214.

（张盼　整理）